— 작은 얼굴, 볼륨 UP 가슴 운동법 —

# 베이글녀 가슴처럼

KOGAO MO TSUKURERU BINYUU TAISOU KOGAOPPAI
By MACO
All rights reserved.
Original Japanese edition published in 2014 by WANI BOOKS Co., Ltd., Tokyo.
Korean translation rights arranged with WANI BOOKS Co., Ltd., Tokyo
and DAON BOOKS, Korea through PLS Agency, Seoul.
Korean translation edition ⓒ 2015 by DAON BOOKS, Korea.
이 책의 한국어 판 저작권은 PLS 에이전시를 통한 저작권자와의 독점계약으로 다온북스에 있습니다.
저작권법에 의해 한국 내에서 보호를 받는 저작물이므로 무단전재와 복제를 금합니다.

— 작은 얼굴, 볼륨 UP 가슴 운동법 —

# 베이글녀 가슴처럼

마코(MACO) 지음 | 유가영 옮김

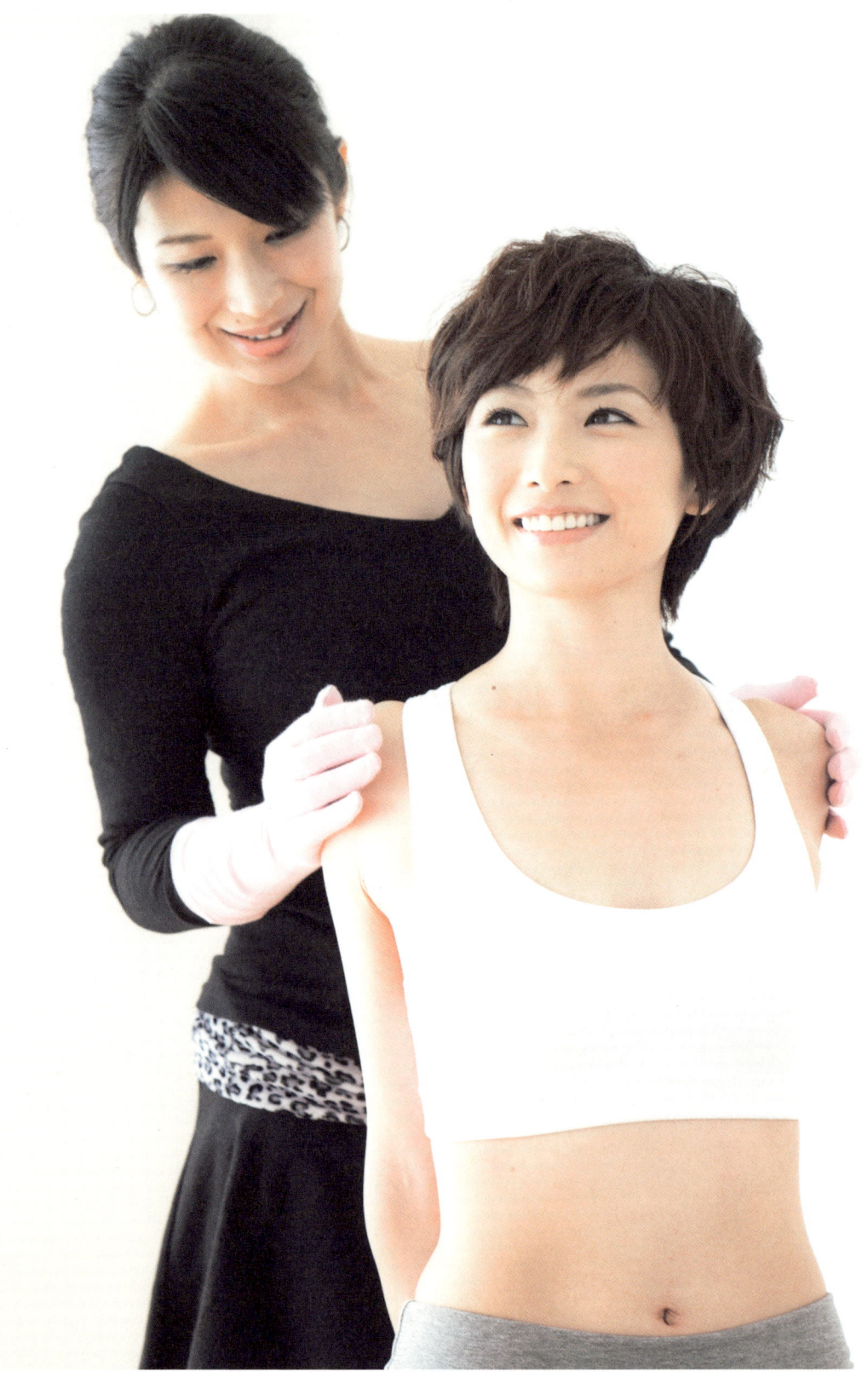

Prologue

# 베이글녀로 거듭나는 '작은 얼굴 예쁜 가슴 운동'

외모나 몸매에 대한 콤플렉스가 전혀 없는 사람이 있을까? 특히 여성이라면 가슴에 대한 콤플렉스 1~2개쯤은 갖고 있을 것이다. 지나치게 큰 가슴으로 고민하는 사람도 있겠지만 대부분 작은 가슴이나 처진 가슴, 벌어진 가슴으로 고민하는 경우가 많을 것이다.

전직 프로 복서이자 스포츠 강사였던 나는 강도 높은 훈련과 레슨으로 인해 체지방률 10%의 근육질 몸매의 소유자였다. 탄탄하고 글래머러스한 몸매였다면 더할 나위 없이 좋았겠지만 내 가슴은 납작하기까지 해서 여성스러움과는 전혀 거리가 멀었다. 당연히 몸매에 대한 자신감도 없었으며 섹시한 몸매를 갖는 것은 도저히 불가능하다고 체념하고 있었다.

그런데 30대 중반이 되자 이대로는 안 된다는 생각이 들었다. 더 늦기 전에 나도 여성스러운 몸매를 갖고 싶었다. 마침 그 무렵 '작은 얼굴 미용 교정사' 자격증을 취득해서 베이글녀, 즉 작은 얼굴과 아름다운 가슴을 가꾸겠다는 2가지 목표를 갖게 되었다. 나는 그동안의 운동 지식과 조리사 자격증까지 총동원하여 방법을 생각했다. 그리고 수많은 시행착오를 거쳐 독자적인 운동법과 마사지 기술을 만들어냈다. 그것이 바로 '작은 얼굴 예쁜 가슴 운동'이다.

직접 시험해본 결과 B컵이었던 가슴이 F컵까지 커졌다. 체중이 늘어난 것도 아니고 오히려 허리와 팔뚝은 전보다 가늘어졌다. 게다가 얼굴까지 작아져서 전체적인 균형이 좋아진 덕분에 가슴은 한층 더 커보였다. 상반신의 변화로 인해 인생 자체가 달라졌다고 해도 과언이 아니다!

나는 좀 더 많은 여성들이 이 방법을 통해 아름다워지길 바랐다. 그래서 '작은 얼굴 예쁜 가슴 살롱'을 오픈하게 되었다. 처음에는 가까운 지인이나 소개를 받고 온 사람들에게만 시술을 했다. 그런데 한 번의 시술로 효과를 본 사람들의 입소문 덕분에 지금은 3~4개월 후까지 예약이 가득 찼다.

시술을 받고 "처음으로 가슴골이 생겼어!", "자신감이 생겼어!"라고 반짝이는 얼굴로 말하는 사람들을 보면 정말 뿌듯하다. 이번 기회를 통해 예약이 꽉 차서 시술을 받지 못한 분이나 멀어서 시술을 받으러 오기 어려웠던 분들에게 '작은 얼굴 예쁜 가슴 운동'을 알려줄 수 있게 되어서 정말 기쁘다.

가슴은 키와 달리 20대부터든 30대부터든 얼마든지 키울 수 있다. 오늘부터 '작은 얼굴 예쁜 가슴 운동'을 실천해보자!

## 가슴은 얼마든지 커질 수 있다!

6개월 만에 B컵에서 F컵으로! 두드러진 볼륨의 차이를 확인할 수 있다. 이런 변화를 목표로 하자!

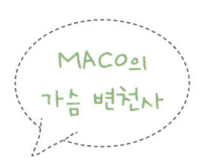
MACO의 가슴 변천사

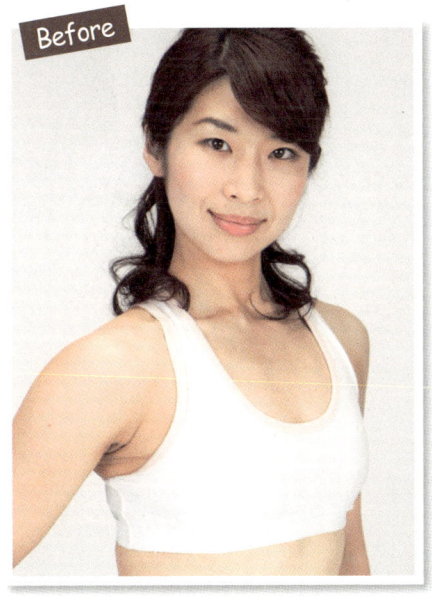
Before

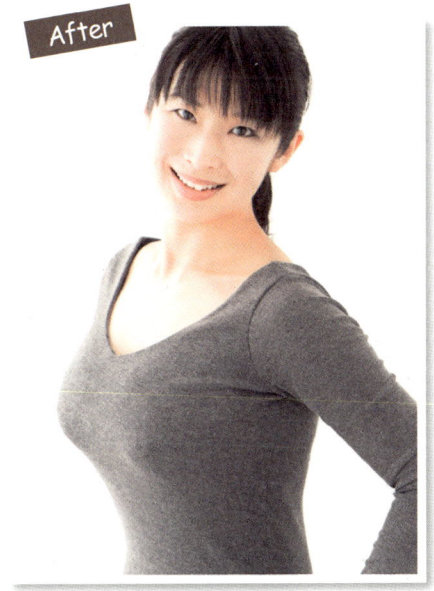
After

### 납작한 절벽 가슴 시절

스포츠 강사를 했기 때문에 보디라인은 날렵했다. 하지만 격렬한 트레이닝 탓에 가슴팍까지 단단한 근육질 몸매였으며 가슴골도 거의 없는 유감스러운 가슴이었다.

### 체중 증가 없이 F컵으로

꾸준한 실천으로 6개월 만에 F컵까지 커졌다. 가슴이 커졌지만 조금도 처지지 않았으며 얼굴선도 갸름해지고 목도 가늘어졌다.

# 단 1회로 차이를 알 수 있는
## '작은 얼굴 예쁜 가슴 운동'의 효과

### Case 01   마른 체형에 작은 가슴을 가진 O씨

상체가 마른 타입이다. 지방이 거의 없기 때문에 옆에서 끌어올 살도 없다. 게다가 가슴이 처지기까지 했다. 이런 내 가슴도 정말 커질 수 있을까? 데콜테*가 깡말라 파인 옷을 입으면 볼품없어 보이는 것도 고민이다.

★데콜테(Décolleté) : 목선에서 쇄골로 이어지는 라인

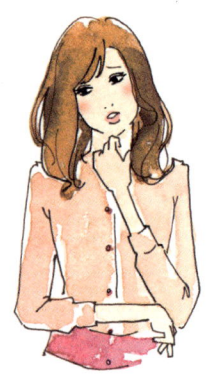

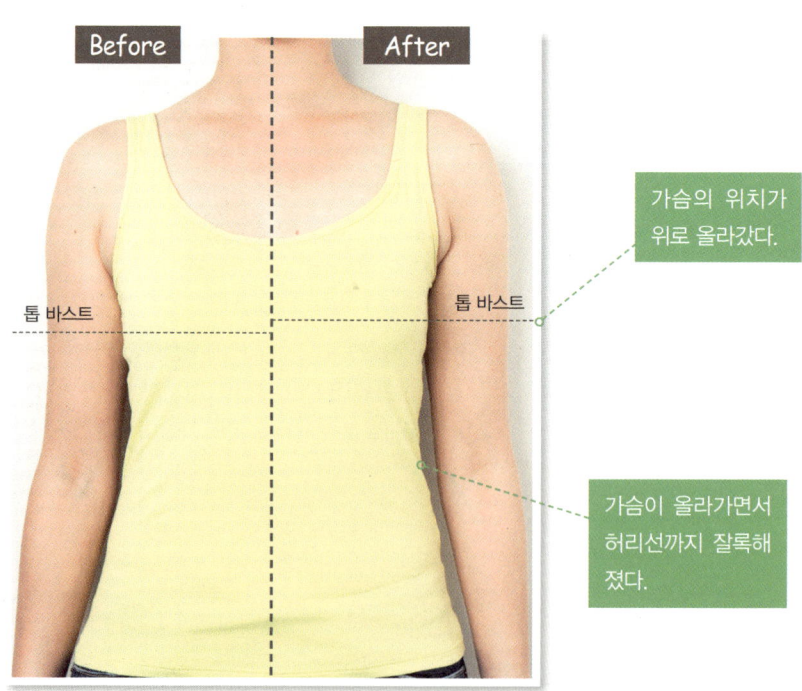

Before / After

톱 바스트    톱 바스트

가슴의 위치가 위로 올라갔다.

가슴이 올라가면서 허리선까지 잘록해졌다.

옆에서 보면 이렇게 다르다!

Before

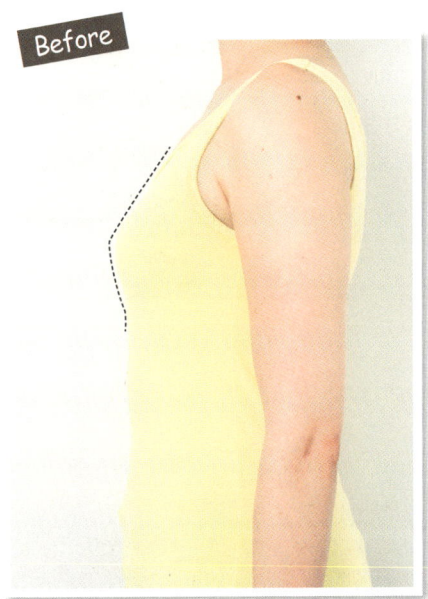

After

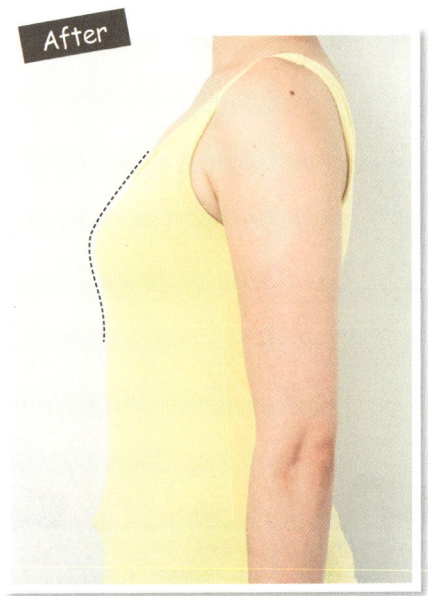

톱 바스트의 위치가 내려가 있기 때문에 가슴이 작아 보인다.

가슴이 봉긋하고 톱 바스트도 올라가 있어서 커 보인다.

### MACO's Check

가슴은 자신이 생각하는 것만큼 작지 않다. 아래로 처지거나 옆으로 퍼져 있기 때문에 작게 느껴지는 것이다. 모양만 다듬어줘도 얼마든지 가슴골을 만들 수 있다.
또 가슴은 차가워지기 쉬우므로 보온 케어에도 유의해야 한다. 가슴이 따뜻해지면 혈액순환이 개선되고 가슴의 성장을 억제하고 있는 근육을 이완시키기 때문에 더욱 커질 수 있다.

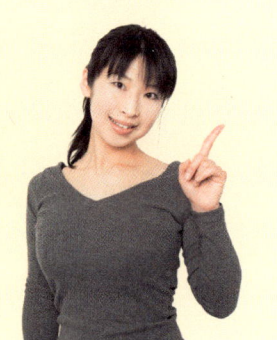

### Case 02  보통 체형에 처진 가슴을 가진 S씨

가슴이 너무 말랑해서인지 많이 처져 있다. F컵이지만 처진 탓에 별로 커 보이지도 않는다. 또 가슴이 무거워서 어깨 결림이 심한 것도 고민이다. F컵이라고 하면 다들 부러워하지만 나는 그다지 좋은 점을 느끼지 못한다.

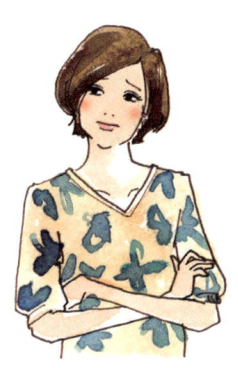

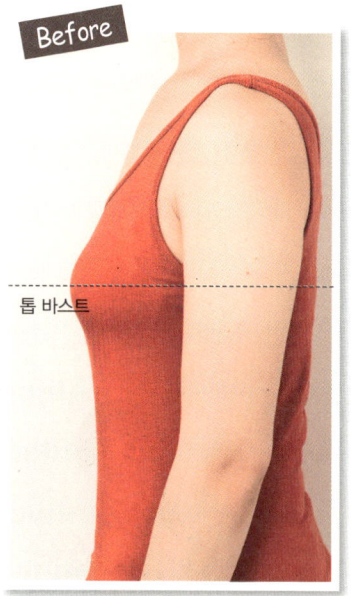

Before
톱 바스트

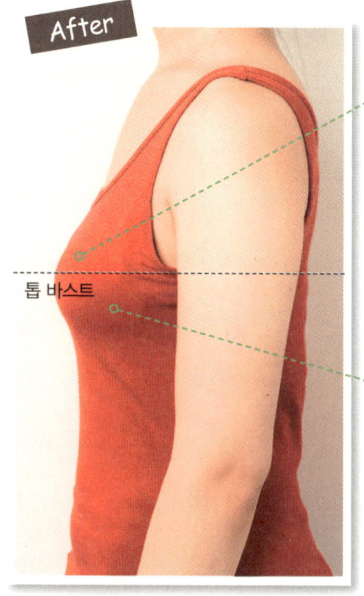

After
톱 바스트

> 톱 바스트의 높이 차이가 확연하다. 게다가 볼륨감도 살아났다.

> 데콜테에서부터 가슴을 끌어당기고 있기 때문에 언더 바스트도 또렷이 보인다.

가슴이 올라가면 허리라인도 달라진다!

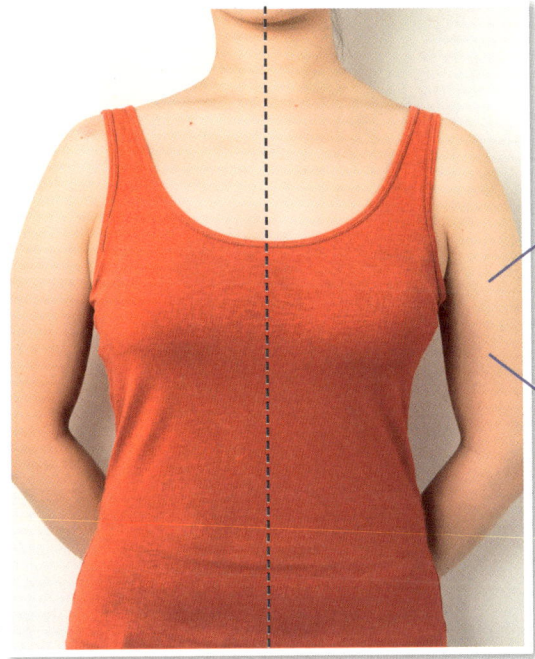

옆구리의
잘록한 라인이
보다 선명하다!

**Before**
가슴은 크지만 허리가 잘록하지 않기 때문에 라인이 선명하지 않다.

**After**
가슴이 올라감으로써 볼륨감이 생기고 허리도 잘록해졌다.

### MACO's Check

가슴이 말랑하고 부드러운 것은 좋은 것이니 걱정하지 않아도 된다. 가슴 처짐과 어깨 결림에 영향을 미치는 것은 등 근육이다. 원래 가슴이 부드러우면 어깨 결림이 적다. 그런데도 어깨 결림이 심하다는 것은 등 근육이 약해졌기 때문이다. 등 근육을 단련하면 가슴 처짐과 어깨 결림도 개선될 것이다.

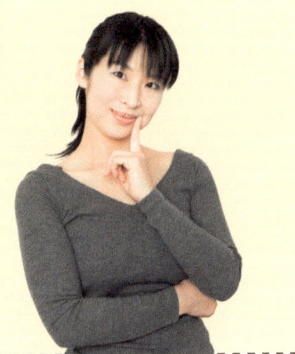

# C.o.n.t.e.n.t.s

**Prologue.** 베이글녀로 거듭나는 '작은 얼굴 예쁜 가슴 운동'

## Chapter 1  작은 얼굴 예쁜 가슴 운동

상체 실루엣의 황금비율 ... 018
어떻게 하면 봉긋한 가슴을 만들 수 있을까? ... 020
가슴이 커지는 새로운 상식 ... 022
내 가슴은 얼마나 처진 걸까? ... 028
가슴이 작아지는 잘못된 생활습관 ... 030
예쁜 가슴 만드는 3원칙 ... 035
갸름하고 작은 얼굴도 만들 수 있다 ... 038
Let's 작은 얼굴 예쁜 가슴 운동! ... 040

| 시작 운동 Exercise 1 | 근육 이완으로 림프 순환을 돕는 준비운동 ... 042
| 시작 운동 Exercise 2 | 가슴을 지탱하는 대흉근과 소흉근 스트레칭 ... 044
| 시작 운동 Exercise 3 | 대흉근 단련으로 아름다운 데콜테 만들기 ... 046
| 시작 운동 Exercise 4 | 처진 가슴 잡아주는 승모근 풀어주기 ... 048
| 시작 운동 Exercise 5 | 봉긋한 가슴 만드는 승모근 강화하기 ... 050
| 시작 운동 Exercise 6 | 심층 림프 자극하기 ... 052
| 시작 운동 Exercise 7 | 늘씬한 팔뚝 만들기 ... 054
| 시작 운동 Exercise 8 | 견갑골 풀어주기 ... 056
| 가슴 마사지 Massage 1 | 가슴 모양 결정하는 소흉근 풀어주기 ... 058
| 가슴 마사지 Massage 2 | 깊은 가슴골 만드는 전거근 풀어주기 ... 060
| 가슴 마사지 Massage 3 | 처진 가슴 올려주는 전거근 하부 풀어주기 ... 062
| 가슴 마사지 Massage 4 | 비어져 나온 가슴 모아주기 ... 064

한눈에 보는 가슴 운동 & 마사지 ... 066

**Column** • 가슴도 주기에 따라 크기가 달라진다! ... 068
　　　　　대부분의 사람은 좌우 가슴 크기가 다르다! ... 069

## Chapter 2  볼륨 업시키는 브래지어 활용법

브래지어는 또 하나의 피부다 ... 072
가슴이 성장할 수 있는 공간이 필요하다 ... 074
예쁜 가슴 만들어주는 브래지어 선택법 ... 076
예쁜 가슴을 위한 추천 브래지어 ... 078
가슴 미인을 완성시키는 브래지어 착용법 ... 082
브래지어 Q & A ... 084

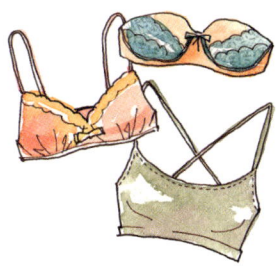

## Chapter 3  탱탱하게 탄력 높이는 바스트 스킨케어

스킨케어로 탄력 있는 가슴을 만든다 ... 088
가슴이 좋아하는 전용 화장품을 쓰자 ... 090
디테일도 꼼꼼하게, 유두 케어 ... 092
말캉말캉한 가슴 만드는 보온 케어 ... 094
머리-등-가슴으로 이어지는 두피 케어 ... 097
가슴이 좋아하는 음식을 먹자! ... 100
작은 얼굴 예쁜 가슴을 위한 착한 밥상 ... 104
식습관을 바꾸면 가슴도 바뀐다 ... 107

## Chapter 4 임신·출산에도 처지지 않는 예쁜 가슴 상담실

**고민 상담 Case 1** 수유를 하면 가슴이 처질까 봐 걱정이에요 ... 110
출산 전후, 예쁜 가슴 만들기 프로젝트 ... 112
**고민 상담 Case 2** 가슴이 너무 커서 고민이에요 ... 114
**고민 상담 Case 3** 나이 들수록 데콜테가 홀쭉해져요 ... 116
**고민 상담 Case 4** 가슴골이 없어서 고민이에요 ... 118
**고민 상담 Case 5** 가슴이 벌어져서 고민이에요 ... 120

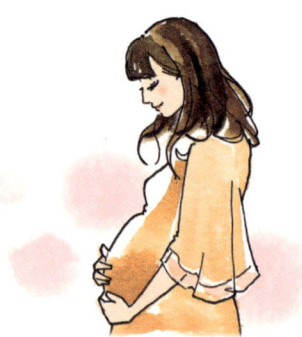
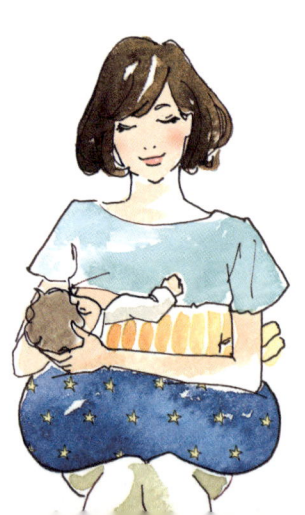

## Chapter 5 작은 얼굴 만드는 표정근육 트레이닝

얼굴 운동이 부족하면 작은 얼굴이 될 수 없다! ... 124
작은 얼굴 만드는 표정근육 알아보기 ... 126
'브이' 표정근육 트레이닝 ... 127
- 표정근육 Training 1  인상이 확 바뀌는 큰 눈 만들기 ... 128
- 표정근육 Training 2  안티에이징 리프트 업 ... 130
- 표정근육 Training 3  도톰한 입술 만들기 ... 132
- 표정근육 Training 4  날렵한 턱선으로 작은 얼굴 만들기 ... 134
- 표정근육 Training 5  칙칙한 피부와 부기 개선하기 ... 136
- 표정근육 Training 6  날렵한 페이스 라인 만들기 ... 138

화장 잘 받는 얼굴 만드는 림프 케어 ... 140
작고 예쁜 얼굴 완성시키는 트러블 케어 ... 142

Epilogue. 마음까지 날씬하고 예쁘게!

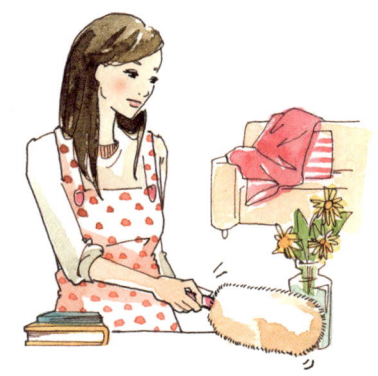

── Chapter 1 ──

# 작은 얼굴 예쁜 가슴 운동

# 상체 실루엣의
# 황금비율

아름다운 가슴의 조건이란 '크고 모양이 예쁘며 처지지 않은 가슴'이라고 생각하는 사람이 많다. 물론 크기와 모양은 중요하다. 하지만 이상적인 가슴의 조건은 그뿐만이 아니다.

예를 들면, 언더 바스트에 지방이 많아서 브래지어 밑으로 군살이 불룩 튀어나온다면 아무리 가슴이 크다고 해도 매력이 반감된다. 반대로 데콜테가 깡말라서 늑골이 드러나는 것도 아름답다고 하기 어렵다.

즉, 이상적인 가슴을 만들기 위해서는 가슴 주변까지 전체적으로 관리할 필요가 있다는 것이다.

작은 얼굴 예쁜 가슴 운동은 가슴을 크고 예쁘게 만들어줄 뿐만 아니라 언더 바스트와 팔뚝, 허리까지 매끈하게 만들어준다. 따라서 이 운동을 꾸준히 하면 상체 실루엣이 달라진다.

그래서 가슴은 크지만 처진 가슴 때문에 풍풍해 보인다는 고민을 가진 사람에게도 효과적인 방법이다. 게다가 이 방법은 효과가 빨리 나타난다는 특징도 있다. 1회 시술 만에 한 컵 커졌다는 사람도 많다. 셀프케어도 마찬가지로, 빠른 사람은 1회 만에 효과를 볼 수 있다. 몇 주간 꾸준히 실천한다면 더욱 큰 효과를 얻을 수 있을 것이다.

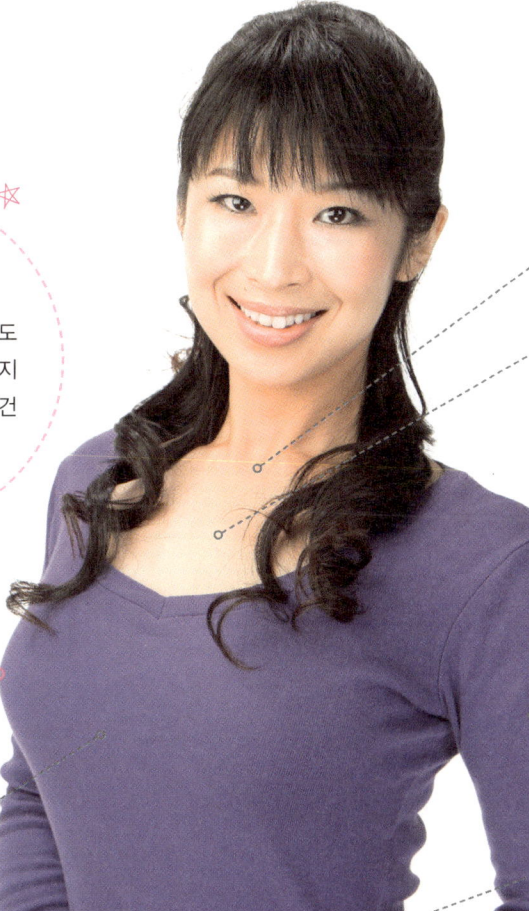

**여기가 중요!**

**톱 바스트**
톱 바스트가 위팔 중앙 정도의 높이에 오는 것이 처지지 않은 아름다운 가슴의 조건이다.

**쇄골**
수평으로 쭉 뻗은 선명한 쇄골라인도 중요하다.

**데콜테**
적당히 살이 붙어 있으며 피부에 윤기가 흐르는 것이 이상적이다.

**팔뚝**
팔뚝이 탄탄하고 매끄러우면 가슴의 풍만함이 강조된다.

**가슴**
무심코 만지고 싶어질 만큼 부드럽고 가슴골이 생길 정도의 볼륨감이 이상적이다.

**허리**
봉긋한 가슴과 함께 잘록한 허리가 여성스러운 실루엣을 만든다.

**처진 가슴 솔루션!**

# 어떻게 하면
# 봉긋한 가슴을 만들 수 있을까?

가슴을 끌어 올리고 있는 것은 인대와 피부다. 가슴이 처지는 현상은 이 인대와 피부가 느슨해지기 때문에 나타난다. 몸 밖으로 돌출되어 있는 가슴은 다른 신체 부위에 비해 흔들리기 쉽다. 이 흔들림이 바로 가슴 처짐의 원흉이다. 계단을 오르내리는 운동만으로도 인대와 피부가 늘어나 가슴도 쉽게 처진다.

더욱 안타까운 사실은 한번 늘어나버린 인대는 원상복구가 어렵다는 점이다. 따라서 아름다운 가슴을 만들기 위해서는 먼저 가슴이 흔들리지 않도록 하는 것이 매우 중요하다.

그나마 다행인 것은, 피부는 인대와 달리 매일 재생되기 때문에 이미 가슴이 처지기 시작한 사람이라도 아직 희망이 있다는 점이다. 가슴이 더 이상 흔들리지 않도록 확실하게 방어하면서 스킨케어를 지속해나가면 피부의 힘으로 가슴을 다시 끌어 올릴 수 있다.

또한, 가슴을 지탱하고 있는 근육도 매일 변화한다. 그렇기 때문에 가슴 모양을 망치는 근육은 풀어주고 토대 부분은 단련함으로써 봉긋 솟은 가슴을 만들 수 있다.

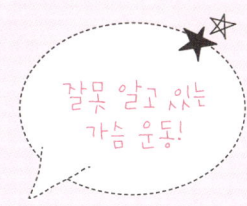
잘못 알고 있는 가슴 운동!

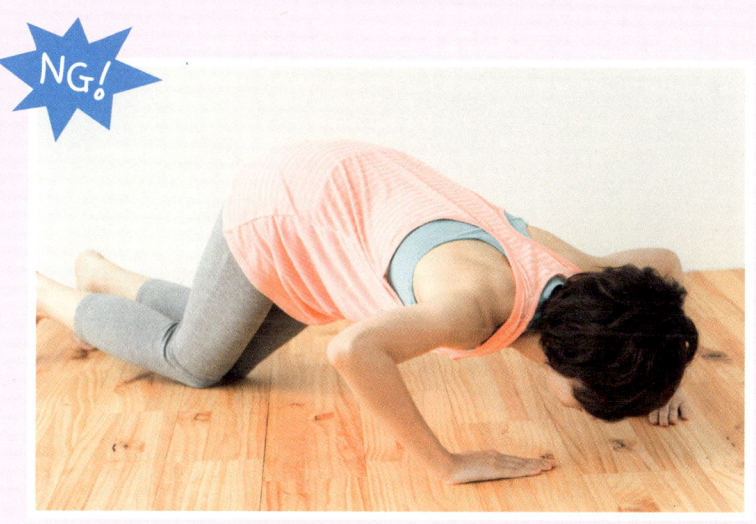

···▶ **팔굽혀펴기**
가슴팍만 두꺼워질 뿐
여성스러운 가슴은 만들 수 없다!

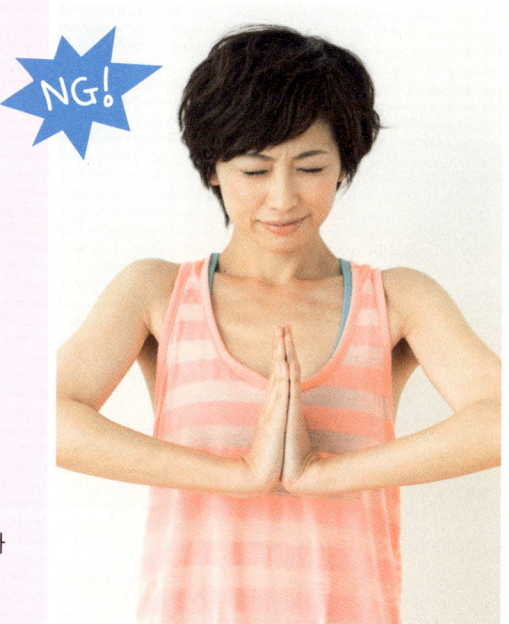

···▶ **합장 운동**
팔뚝만 굵어지는 경우가
많으므로 주의하자!

### 작은 얼굴 예쁜 가슴 운동의 기본기

# 가슴이 커지는
# 새로운 상식

## 풍만한 가슴의 기본은 근육을 풀어주는 것이다

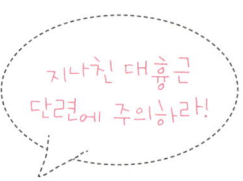
지나친 대흉근 단련에 주의하라!

가슴 운동이라고 하면 대흉근 등의 근육을 '단련하는' 것에 초점을 두기 쉽다. 하지만 중요한 것은 단련이 아니라 과도하게 긴장된 가슴 주변의 근육을 '풀어주는' 것이다. 긴장된 근육은 가슴을 옆이나 아래로 잡아당겨 볼륨 업을 방해하기 때문이다. 근육을 푸는 것만으로도 원래의 볼륨과 모양을 되찾을 수 있다.

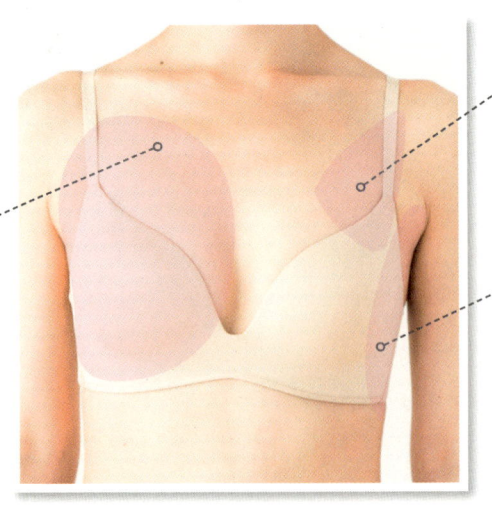

**소흉근**
이 근육이 긴장되면 가슴이 경직된다. 근육을 풀어 가슴을 부드럽게 만들자.

**대흉근**
아름다운 데콜테를 위해 어느 정도는 필요하지만 지나친 단련은 역효과를 낸다.

**전거근**
가슴을 옆이나 뒤로 잡아당기기 때문에 과도한 긴장은 가슴 모양을 망치고 절벽 가슴을 만드는 원인이 된다.

# 피부·인대·근육으로 끌어 올리자

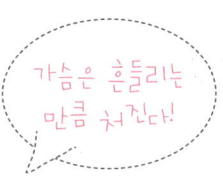
가슴은 흔들리는 만큼 처진다!

몸 밖으로 돌출되어 있는 가슴이 처지지 않는 것은 인대와 피부가 끌어 올리고 있기 때문이다.

인대는 고무와 같아서 늘어나기도 하고 줄어들기도 한다. 하지만 고무와 마찬가지로 무턱대고 늘였다 줄이기를 반복하면 쭉 늘어나버린다. 한번 늘어나버린 인대는 원래대로 재생되지 않으므로 늘어나지 않도록 하는 것(가슴이 흔들리지 않도록 하는 것)이 중요하다.

또한, 피부도 나이가 들어감에 따라 탄력이 사라지면 가슴 처짐의 원인이 된다. 철저한 보습과 꾸준한 관리로 피부 나이를 젊게 유지해야 한다.

마지막으로, 등에 있는 승모근은 등줄기 펴서 가슴을 끌어 올리는 역할을 한다. 컴퓨터나 스마트폰을 자주 사용하는 사람은 승모근이 뭉치기 쉬우므로 관리가 필요하다.

### 쿠퍼 인대의 '늘어남'이 처진 가슴의 원인이다

쿠퍼 인대는 봉긋 솟은 가슴을 만드는 데 가장 중요한 요인으로, 탱탱한 피부의 근원이기도 한 콜라겐 조직으로 이루어져 있다. 또한, 탄력 있는 피부와 가슴의 토대가 되고 있는 근육도 가슴을 끌어 올리는 데 반드시 필요하다. 인대는 한번 늘어나면 원래대로 되돌릴 수 없지만 피부나 근육은 어떻게 관리하느냐에 따라 개선될 수 있다.

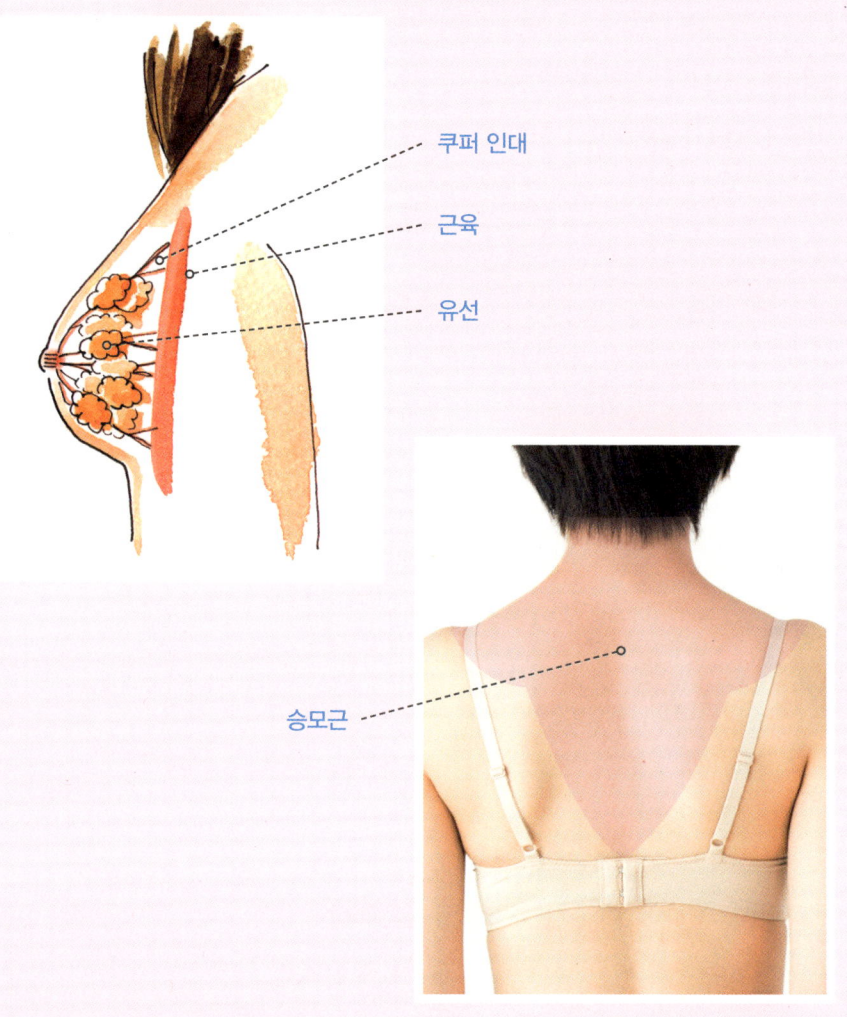

## 등 근육도 봉긋 솟은 가슴을 만드는 데 중요한 요소다

승모근은 목에서 등뼈까지 길게 내려오며 옆으로는 견갑골까지 걸쳐 있는 근육이다. 이 근육이 약해지거나 경직되면 어깨가 앞으로 굽어 새우등 자세가 되고 가슴도 처진다. 반대로 승모근이 유연하면 두피, 얼굴, 목, 어깨를 잡아당기고 가슴까지 끌어 올려 봉긋 솟은 가슴을 만들어준다.

# 혈액과 림프의 순환을 촉진한다

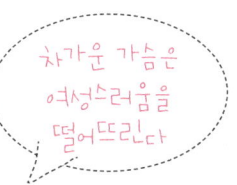
차가운 가슴은 여성스러움을 떨어뜨린다

혈액은 우리 몸에 필요한 산소와 영양소를 운반한다. 이런 혈액의 흐름이 나빠지면 피부와 근육의 상태도 나빠져 가슴에 악영향을 미친다. 또한, 체내의 하수도라고 불리는 림프의 흐름이 막히면 노폐물이 축적되고 신진대사가 원활하게 이루어지지 않아 피부와 근육의 재생에 악영향을 초래한다.

즉, 혈액과 림프의 흐름이 나빠지면 피부와 근육의 상태도 나빠지므로 부드러운 가슴을 위해서라도 따뜻하게 하는 것(혈액순환 촉진)이 중요하다.

### 혈액
가슴은 몸 밖으로 돌출되어 있기 때문에 쉽게 차가워지고 혈액순환도 나빠지기 쉬우므로 주의하자.

### 림프
신진대사를 통해 나온 노폐물을 모아서 버리는 것이 림프다. 림프가 막히면 신진대사에도 악영향을 미친다.

### 림프절
림프의 노폐물을 걸러주는 부분으로 흐름이 막히기 쉬운 곳이다. 쇄골 밑에는 중요한 림프절이 있다.

# 왜 나는 절벽 가슴일까?

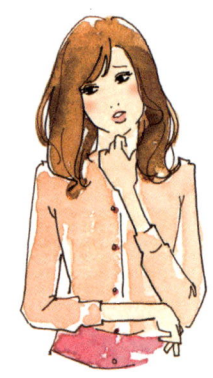

사춘기 때만 해도 엄마가 가슴이 있는 편이니까 나도 곧 그렇게 될 거라고 생각했다. 그런데 어른이 된 지금도 그때와 별 차이가 없다. 마른 체형 탓일까? 가슴이 작아서 처질 걱정은 적지만 조금만 더 커졌으면 좋겠다.
_O씨, 8페이지

### MACO's Advise

**식생활과 브래지어를 재점검해보자**

유전적인 영향도 어느 정도 있겠지만 더 중요한 것은 환경적인 영향이다. 작은 얼굴 예쁜 가슴 운동과 브래지어의 선택법·착용법만 제대로 알면 가슴이 더욱 커질 수 있다.

또 마른 체형 때문에 가슴이 작은 것이 아니라 살이 찌지 않는 식생활을 하고 있는 것일지도 모른다. 가슴은 지방으로 이루어져 있기 때문에 식사를 통해서 어느 정도는 지방을 섭취해야 한다.

그리고 가슴이 작다고 해서 처지지 않는 것은 아니다. 오히려 작기 때문에 처진 것이 더 두드러지기도 한다.

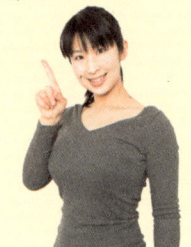

**생활습관 check!**
- ⓧ 질 좋은 기름까지 배제한 식생활
- ⓧ 튜브톱으로 가슴을 압박한다.
- ⓧ 격렬한 운동을 계속하고 있다.

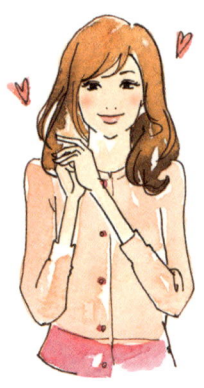

🌸 채소 중심의 식생활과 브라톱 캐미솔이 원인일지도 모르겠다.
다이어트를 의식해서 기름을 거의 섭취하지 않았다. 게다가 가슴이 작다고 방심하고 브라톱 캐미솔을 자주 입었다. 이번 기회에 마코 선생님이 추천한 브래지어로 바꿔볼 생각이다.

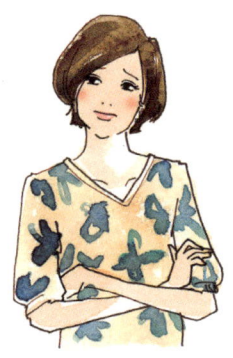

## 왜 나는 처진 가슴일까?

어릴 때부터 가슴이 큰 편이라 확실하게 잡아주는 브래지어를 했는데도 해마다 처진다. 가슴이 커도 예쁜 사람이 많은데, 내 브래지어 선택법이 잘못된 걸까? _S씨, 10페이지

**MACO's Advise**

### 가슴이 흔들리고 있는 것은 아닌지 확인한다

가슴이 크면 처지기 쉬운 것이 사실이다. 하지만 눈에 띄게 처지는 것은 생활습관 탓이다. 브래지어는 집에 있을 때나 잘 때도 반드시 착용해야 한다. 가슴이 크면 흔들리기 쉬운데, 이 흔들림이 가슴 처짐의 원인이 된다. 따라서 가슴이 흔들리지 않도록 잡아주는 기능이 뛰어난 브래지어를 선택하는 것도 중요하다.

또한, 관리를 게을리해서 가슴이 차가워지거나 굳어지거나 피부 노화가 진행되는 것도 가슴을 더욱 처지게 한다.

**생활습관 check!**

- ✗ 집에 있을 때는 노브라
- ✗ 일반 브래지어를 착용한 채 운동한다.
- ✗ 가슴과 몸이 금방 차가워진다.

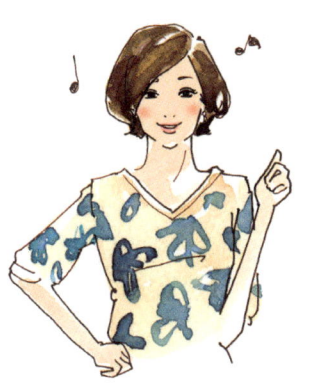

💬 운동으로 인한 흔들림이 원인이었을지도 모르겠다. 마사지도 열심히 해야겠다.
몸을 움직이는 것을 좋아해 조깅을 자주 하는데, 늘 일반 브래지어를 착용했다. 또 가슴은 부드러운 편이지만 보습 케어에는 소홀했다. 앞으로 열심히 해야겠다!

예쁜 가슴 테스트

# 내 가슴은
# 얼마나 처진 걸까?

인대나 피부가 젊음을 유지하고 있어도 승모근이 약해지거나 뭉쳐 있으면 몸이 앞으로 굽어서 가슴도 처지게 된다.

따라서 이상적인 가슴을 만들기 위해서는 승모근 케어가 필수다. 승모근은 작은 얼굴 예쁜 가슴 운동에서 가장 중요한 부분이기 때문에 나는 '작은 얼굴 예쁜 가슴 근육'이라고 부른다.

대부분의 여성들이 평소 생활습관 때문에 작은 얼굴 예쁜 가슴 근육의 기능이 약해져 있다. 먼저, 가슴의 처짐 정도를 알아보기 위해 작은 얼굴 예쁜 가슴 근육이 제대로 사용되고 있는지 체크해보자.

다음은 작은 얼굴 예쁜 가슴 근육(승모근)의 약화와 경직에 의한 트러블이다. 해당되는 항목에 체크해보자.

☐ 어깨와 목이 자주 결린다.
☐ 쇄골이 앞으로 쏠려 있다.
☐ 어깨가 안쪽으로 굽었다.
☐ 팔자주름이 선명하고 얼굴이 늘어져 이중턱이 되었다.
☐ 아랫배가 불룩 나왔다.
☐ 손가락으로 두피를 누르면서 돌리면 잘 움직이지 않는다.
☐ 목을 돌리기 어렵다.

 다음은 작은 얼굴 예쁜 가슴 운동 중 하나로 작은 얼굴 예쁜 가슴 근육이 사용되고 있는지를 알 수 있다.

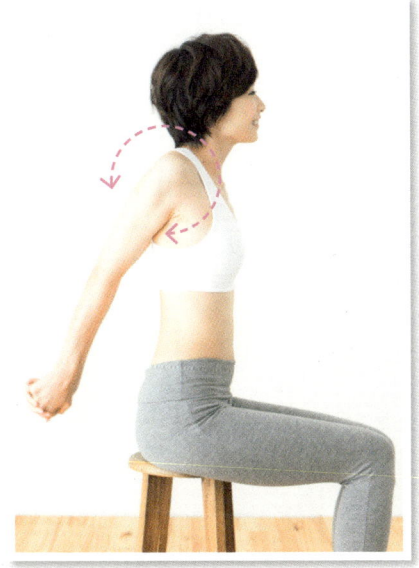
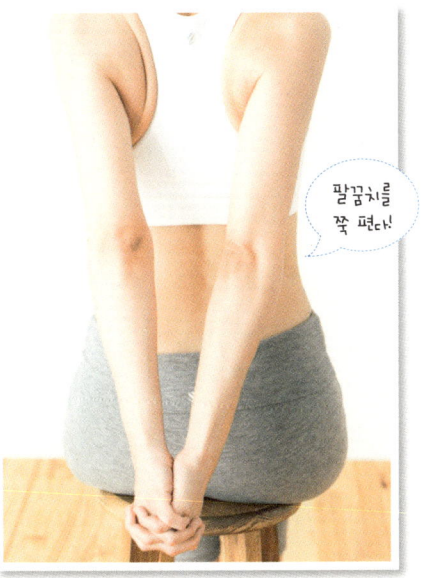

팔꿈치를 쭉 편다!

의자에 앉아 팔을 뒤로 쭉 뻗은 채 깍지를 낀다. 견갑골이 맞닿도록 하고 손바닥은 가급적 딱 붙인다. 그대로 어깨를 앞뒤로 돌려본다.

 **당신의 가슴 처짐 정도는?**

Check 01에서 2개 이상 해당되면 승모근이 뭉쳐 있거나 약해졌을 가능성이 크다. 해당된 항목이 많을수록 심각하다.
Check 01에서 해당되는 항목이 없더라도 Check 02가 되지 않으면 승모근이 약해지기 시작했다는 증거다. 방치하면 Check 01과 같은 트러블이 발생하므로 작은 얼굴 예쁜 가슴 운동으로 개선하자!

**예쁜 가슴 만들기의 적!**

# 가슴이 작아지는
# 잘못된 생활습관

가슴이 작아지고 모양이 망가지는 원인은 평소의 생활습관에 숨어 있다. 아무리 작은 얼굴 예쁜 가슴 운동을 해도 이런 잘못된 생활습관을 버리지 못하면 큰 효과를 기대하기 어렵다. 꾸준한 운동과 함께 잘못된 생활습관도 개선하도록 하자.

**NG!**

### 지나친 스마트폰 사용

스마트폰을 사용할 때는 새우등 자세가 되기 쉬워 가슴 처짐의 원인이 된다. 또한, 장시간 사용하면 승모근이 경직되어 평상시 자세까지 나빠진다. 스마트폰을 사용할 때는 등을 쭉 펴고 목이 구부러지지 않도록 주의하자. 앞으로 기울어진 자세로 사용할 때는 단전에 힘을 줌으로써 등과 목에 부담을 줄일 수 있다.

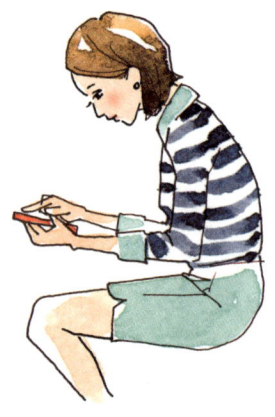

### NG! 브라톱 캐미솔이나 튜브톱 애용

브라 일체형 의류의 인기가 높아질수록 가슴이 처지는 사람이 늘고 있다. 브라 일체형 캐미솔이나 튜브톱은 가슴이 흔들리기 쉬운 데다 가슴을 짓누르기 때문에 볼륨과 모양 모두에 마이너스다. 물론 접착식 브라도 좋지 않다. 확실하게 가슴을 지탱해주는 브래지어를 착용하자.

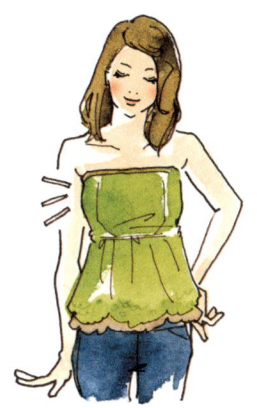

### NG! 집에서는 노브라

가슴은 흔들림에 민감하다. 걷거나 계단을 오르내릴 때의 흔들림만으로도 처지기 쉬우므로 주의하자. 또한, 수면 중에도 가슴 모양이 망가질 수 있으므로 브래지어는 필수다. 압박이 덜한 스포츠 브라나 수면용 브라도 판매되고 있으니 반드시 착용하도록 하자.

### NG! 느슨한 브래지어를 착용한 채 운동

일반 브래지어를 착용한 채 조깅을 하는 것은 말도 안 되는 일이다. 또한, 고정력이 약한 스포츠 브라나 브라 일체형 스포츠웨어는 운동 중 흔들리는 가슴을 잡아주지 못한다. 가슴이 큰 사람은 고정력이 좋은 스포츠 브라를 이중으로 할 정도로 신경을 써야 한다.

### NG! 장시간 나쁜 자세

컴퓨터 사용이나 데스크 업무를 장시간 계속하면 새우등이 되기 쉽다. 또한, 승모근이 경직되고 혈액순환도 나빠지므로 정기적으로 자세를 바로잡자. 그리고 휴식시간에는 틈틈이 작은 얼굴 예쁜 가슴 운동을 한다.

### NG! 단것을 지나치게 섭취

단것, 특히 정백당(백설탕)은 체온을 떨어뜨리는 성질이 있다. 앞서 말했듯이 아름다운 가슴을 위해서는 몸을 따뜻하게 하는 것이 중요하다. 또한, 탄수화물을 포함한 당질의 지나친 섭취는 몸속 단백질을 변이시키고 당화를 일으킨다. 가슴을 끌어 올리는 인대와 피부는 단백질로 이루어져 있으므로 봉긋 솟은 가슴을 위해서라도 과식은 금물이다.

### NG! 과도한 다이어트

가슴의 대부분은 지방이다. 또한, 아름다운 가슴을 유지하기 위해 필요한 여성호르몬도 지방이 적으면 줄어든다. 다이어트 중이라도 양질의 기름은 적당량 섭취하도록 한다. 생선이나 견과류에도 질 좋은 지방분이 함유되어 있다.

### NG! 수면 중 수유

수면 중 수유는 가슴을 처지게 하는 큰 원인이다. 귀찮더라도 일어나서 바른 자세로 수유하자. 젖은 끊었지만 이미 가슴이 처져 버린 사람도 포기하지 말자. 작은 얼굴 예쁜 가슴 운동으로 재생할 수 있다.

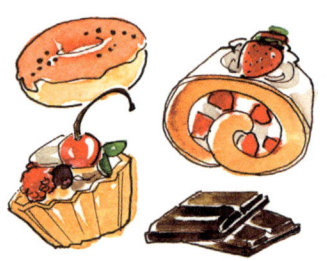

### NG! 새우등 자세로 수유

모유수유를 한다고 해서 반드시 가슴이 처지는 것은 아니다. 가슴이 처지는 것은 가슴이 아래로 당겨지거나 새우등 자세로 수유를 계속하는 것이 원인이다. 수유 베개로 아기의 높이를 조절하고, 등을 똑바로 펴고 수유하면 예방할 수 있다.

 ### 맞지 않는 브래지어나 디자인을 중시한 브래지어 착용

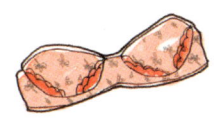

2장에서 자세히 설명하겠지만 가슴의 모양과 크기는 브래지어에 의해 크게 좌우된다. 사이즈가 맞지 않는 브래지어는 가슴을 짓누르고 어깨끈이 가는 브래지어는 가슴을 지탱하지 못하므로 절대 안 된다. 고정력이 약해진 낡은 브라도 금물이다.

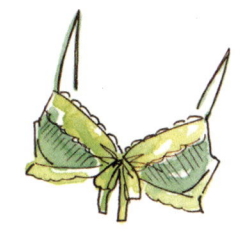

### 엎드려 잔다

엎드려서 자면 당연히 가슴이 납작하게 눌린다. 다른 자세로는 잠들기 어렵다면 베개를 안고 자보자. 마음이 안정되어 금방 잠들 수 있다. 또 몸에 맞는 베개로 바꾸는 것도 도움이 된다.

### 지나친 근육 운동

대흉근의 지나친 근육 운동은 가슴팍만 두꺼워질 뿐 모두가 동경하는 말랑하고 부드러운 가슴과는 멀어진다. 나도 복서 시절에는 단단한 가슴을 갖고 있었다. 운동선수가 아니라도 팔굽혀펴기나 등 운동을 단속적으로 수십 회씩 하면 가슴에 큰 영향을 미친다. 무모한 근육 운동은 그만두고 작은 얼굴 예쁜 가슴 운동으로 바꾸자.

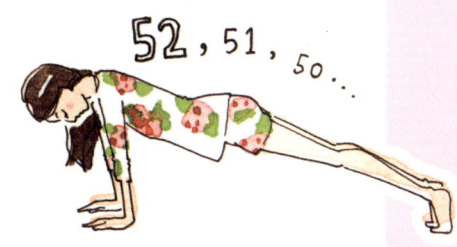

### NG! 짧은 샤워

지방은 몸이 차가워지지 않게 하는 작용이 있지만 한번 차가워지면 다시 따뜻해지기 어렵다. 그렇기 때문에 욕조에 느긋하게 몸을 담가 가슴 안쪽까지 따뜻하게 하는 것이 중요하다. 여름에도 냉방으로 인해 가슴이 차가워지기 쉬우니 샤워만으로 끝내지 않도록 주의한다. 미지근하더라도 느긋하게 몸을 담그면 따뜻해지므로 꼭 입욕을 하자.

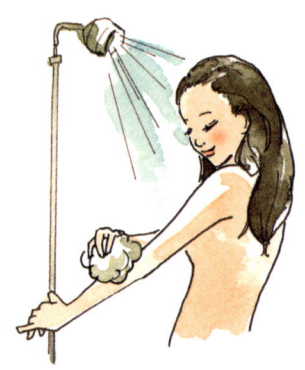

### NG! 밤샘으로 인한 수면 부족

우리 몸은 자는 동안 만들어진다. 따라서 피부와 근육을 재생시키기 위해서는 충분한 수면이 필요하다. 수면 부족은 호르몬 불균형을 초래해 살이 찌기 쉬운 몸으로 만든다. 날씬해지고 싶다면 하루 7시간 반 정도의 수면을 목표로 하자. 밤 12시 전에 잠들면 수면의 질도 높아지므로 일찍 자고 일찍 일어나는 습관을 들이자.

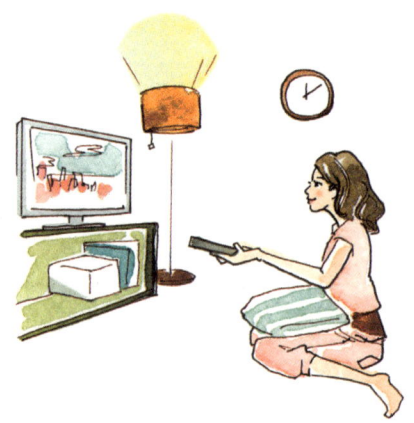

풀고, 조이고, 흐르게 한다!

# 예쁜 가슴 만드는 3원칙

작은 얼굴 예쁜 가슴 운동은 이상적인 가슴을 만들기 위해 고안해낸 방법이다. 그동안 다양한 방법을 시험해봤지만 만족할 만한 효과를 얻지 못했다. 그래서 직접 개발해보자고 마음먹고 연구를 거듭했다.

나는 원래 프로 복서이자 스포츠 강사였다. 운동을 전문적으로 해왔기 때문에 몸에 대해서라면 누구보다 잘 알고 있었다. 그 지식을 바탕으로 가슴의 구조를 철저하게 조사하여 만들어냈기 때문에 '간단'하고 '효과가 크다'는 것에는 자신 있다.

작은 얼굴 예쁜 가슴 운동에서는 '풀고 조이고 흐르게 하는' 것을 동시에 실행함으로써 단순한 프로세스로 복합적인 효과를 낸다. 먼저, 가슴이 커지는 것을 방해하고 모양을 망치는 근육의 경직을 풀어준다. 다음으로, 팔뚝과 허리처럼 날씬해야 할 부위의 근육을 단련하여 탄탄하게 조여준다. 마지막으로, 부종과 노폐물을 제거하기 위해 가슴을 따뜻하게 해서 혈액과 림프를 흐르게 한다.

이 3가지를 동시에 실행함으로써 앞서 말한, 전체적으로 균형 잡힌 이상적인 가슴을 완성할 수 있는 것이다.

## 세 방향 접근으로 상승 효과!

근육이 경직되어 있으면 혈액순환도 나빠진다. 이 운동은 근육을 풀어주면서

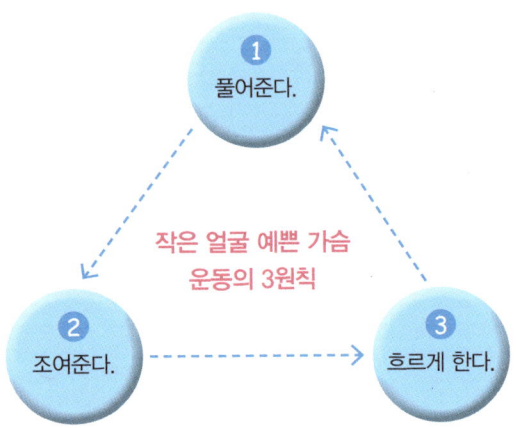

혈액순환도 개선하기 때문에 효과는 더욱 커진다. 또한, 혈액순환이 좋아지면 근육에 필요한 산소와 영양소의 운반이 원활해지므로 조여주는 효과도 높아진다. 각각의 상승 효과로 순식간에 아름다운 가슴이 되는 것이다!

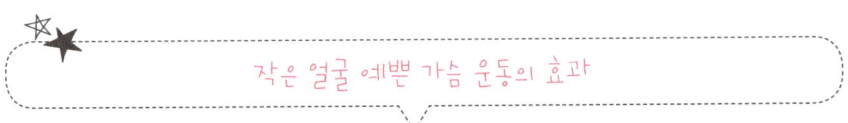

**세 컵 Up! 볼륨 넘치는 가슴으로!**

가슴에 악영향을 미치는 습관이 많다면 당장 그만두자. 그리고 작은 얼굴 예쁜 가슴 운동을 꾸준히 하면 세 컵 큰 가슴도 꿈은 아니다. 유선이 적어서 가슴이 잘 커지지 않는 사람도 있겠지만 그런 경우에도 한두 컵은 확실하게 커진다. 또 가슴을 중앙으로 모아주기 때문에 시각적으로 더 커 보이는 효과도 있다.

### 처진 가슴을 봉긋 솟은 가슴으로!

먼저 가슴을 옆이나 아래로 잡아당기고 있는 근육을 풀어준다. 그리고 등 근육을 단련시켜 끌어 올리는 힘을 높임으로써 봉긋 솟은 가슴을 만들어준다. 유두가 봉긋 솟을 뿐만 아니라 유두의 위치를 원래 높이로 되돌려주기 때문에 외관상의 아름다움도 현격히 높아진다. 가슴이 작은 사람이라면 아름다운 가슴을 목표로 하자!

### 만지고 싶어지는 부드러운 가슴

탄력 있는 부드러움도 가슴의 매력 중 하나다. 가슴이 부드러우면 가슴골도 생기기 쉽고 좌우 크기 차이도 줄어든다. 또 가슴이 크면 어깨 결림이 생긴다고 생각하기 쉽지만, 사실 가슴이 부드러울수록 어깨 결림도 줄어든다.

### 팔과 허리를 탄탄하게 해 섹시한 상체를 만든다

여성스러운 몸이란 곡선이 있는 몸이다. 아무리 가슴이 크더라도 팔뚝이나 허리가 굵으면 섹시함도 반감된다. 작은 얼굴 예쁜 가슴 운동은 가슴의 전체적인 균형을 향상시켜 날씬해야 할 부위를 탄탄하게 조여주는 것도 특징이다. 가슴이 주체가 되는 몸매 만들기를 실천하자.

**상체의 황금비율 만들기**

# 갸름하고 작은 얼굴도
# 만들 수 있다

작은 얼굴 예쁜 가슴 운동이라는 이름은 '작은 얼굴'과 '예쁜 가슴'을 동시에 관리한다는 데서 지어졌다. 가슴 운동인데 왜 얼굴까지 관리해야 하는 걸까? 가슴과 얼굴은 목으로 이어져 있기 때문이다.

얼굴이 늘어진 사람은 당연히 가슴도 처져 있다. 그리고 늘어짐의 시작점을 더듬어보면 '등'에 다다른다. 즉, 작은 얼굴 예쁜 가슴 운동에서 중요시하는 등 근육과 승모근을 단련하면 저절로 작은 얼굴 효과까지 기대할 수 있는 것이다.

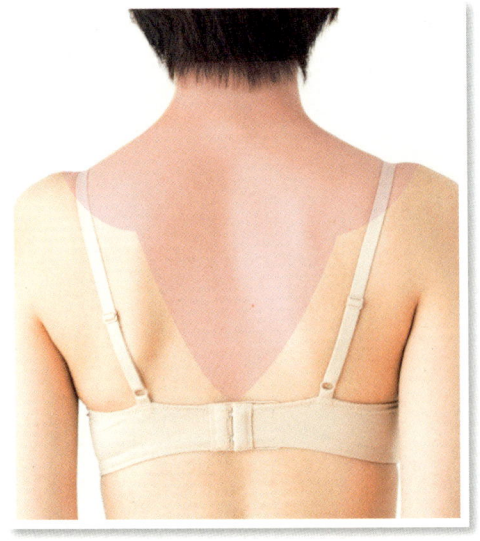

**승모근의 효과!**

**얼굴**
등에서부터 두피와 얼굴을 잡아당김으로써 갸름하고 작은 얼굴이 된다.

**가슴**
자세가 좋아지고 쇄골도 가지런해져서 가슴이 저절로 봉긋 솟게 된다.

얼굴과 가슴에 각각 다른 접근을 하는 것이라 가슴을 관리하면 저절로 작은 얼굴까지 얻을 수 있는 구조가 작은 얼굴 예쁜 가슴 운동의 최대 이점이다.

가슴은 상체의 전체적인 균형이 중요하다. 얼굴이 갸름해지면 그만큼 가슴도 더 커 보인다. 작은 얼굴과 예쁜 가슴을 만들기 위해 중요한 것은 등에 있는 승모근(작은 얼굴 예쁜 가슴 근육)이다. 이 승모근이 제대로 기능하고 있으면 등줄기가 펴지고 두피와 얼굴, 가슴이 등 쪽으로 당겨지기 때문에 얼굴도 작아지고 가슴도 봉긋 솟게 되는 것이다.

### 처진 가슴과 늘어진 얼굴은 한 세트다!

처진 가슴과 늘어진 얼굴의 원인은 새우등이다. 승모근이 느슨해지거나 경직되어 뒤로 잡아당기는 힘이 약해지면 등이 둥글게 굽어서 나이보다 더 들어 보인다. 뿐만 아니라 아랫배가 나오거나 턱이 튀어나와 서 있는 자세도 안 예뻐진다. 작은 얼굴 예쁜 가슴 운동으로 그런 문제들을 개선해나가자.

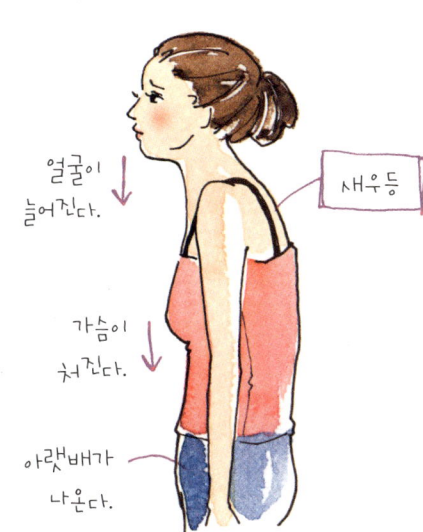

등에서부터 끌어당기는 힘이 약해지면 중력의 법칙에 따라 얼굴이 쉽게 늘어진다. 윤곽이 희미해지고 팔자주름이 생긴다.

두피가 굳어서 잘 움직이지 않게 되면 얼굴이 늘어지거나 주름이 생기기 쉽다.

새우등 자세는 쇄골을 앞으로 기울게 하는데, 이것 역시 가슴 처짐의 원인 중 하나다.

새우등 자세로 인해 가슴이 처진다. 가슴이 작아도 처지는 것은 똑같다. 자세를 바로잡아 확실하게 끌어 올리자.

# Let's
# 작은 얼굴 예쁜 가슴 운동!

이제 작은 얼굴 예쁜 가슴 운동을 시작해보자. 이 방법은 운동과 마사지, 두 단계로 구성되어 있다. 특별히 어려운 규칙은 없으니 즐기면서 따라 해보자.

작은 얼굴 예쁜 가슴 운동에는 2가지 단계가 있다!

### Method 01  운동

아름다운 가슴에 관여하는 근육을 관리한다. 뭉치기 쉬운 근육은 풀어주고 강화해야 할 근육은 단련함으로써 아름다운 가슴의 기초를 만든다. 또한, 림프를 자극하여 노폐물을 배출하기 쉽게 만든다.

### Method 02  마사지

가슴을 주물러서 부드럽게 만들고, 가슴이 커지는 것을 방해하는 근육을 풀어준다. 부드럽고 볼륨 있는 가슴을 만들어가자.

작은 얼굴 예쁜 가슴의 규칙

### Rule 01 전 과정을 한 번에 다 하지 않아도 된다

운동으로 혈액순환을 활성화시킨 다음에 마사지를 하는 것이 효과적이다. 하지만 시간이 없는 경우에는 따로따로 실행해도 좋다. 빈 시간을 활용해 하나씩 실천해보자.

### Rule 02 입욕 등 혈액순환이 좋아지는 타이밍에 하는 것이 좋다

어느 때나 실천해도 상관없지만 입욕 전에 운동을 하고 입욕 중에 마사지를 하면 더욱 효과적이다. 또는 입욕 후 전 과정을 한꺼번에 하는 것도 좋다. 운동은 뭉친 근육을 푸는 데 도움이 되므로 업무 휴식시간에 하는 것도 좋다.

### Rule 03 생리 중이나 임신 중에는 쉰다

유두를 만지면 자궁이 수축되므로 생리 1~2일째나 임신 중에는 쉬는 편이 좋다. 몸에 무리가 가지 않는 범위 내에서 운동을 하는 것은 괜찮다. 또한, 음주 후에는 운동과 마사지 모두 권장하지 않는다.

시작 운동 Exercise 1

# 근육 이완으로 림프 순환을 돕는 준비운동

이 운동은 먼저 늑간근을 이완시키는 것에서 시작한다. 늑간근이란 늑골과 늑골 사이에 있는 근육으로 호흡을 돕는 기능을 한다. 이 늑간근이 뭉치면 산소 호흡량이 줄어들어 혈류가 나빠지고 몸이 차가워진다. 나이가 들수록 뭉치기 쉬운 근육이므로 스트레칭을 통해 이완시켜야 한다.
크게 흉식호흡을 해보면 가슴이 쫙 펴져서 커지듯이, 늑간근을 유연하게 풀어주는 것은 가슴을 더욱 아름다워 보이게 한다.
또한, 이 운동은 겨드랑이 밑에 있는 액와림프절을 자극하여 막히기 쉬운 림프의 흐름을 원활하게 하는 효과도 있다. 체내의 하수도라고 불리는 림프가 막히면 부종이 생길 뿐만 아니라 여성호르몬의 분비에도 악영향을 끼치므로 확실히 익혀두도록 하자.

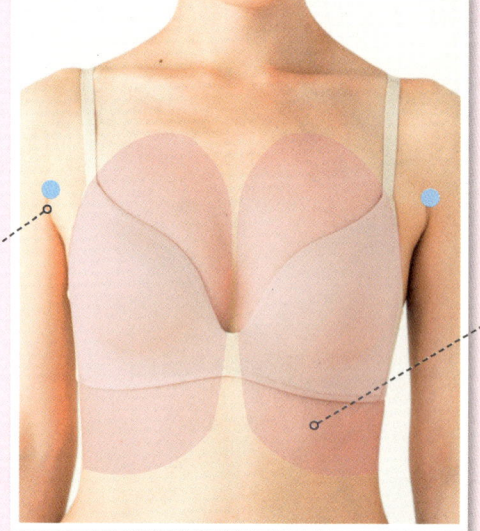

**액와림프절**
가슴에서 팔, 손끝까지 림프의 흐름을 조절한다. 유방암 예방을 위해서도 이 부분의 케어가 중요하다.

**늑간근**
늑골과 늑골 사이에 있는 근육이다. 스트레스로 호흡이 얕아지는 것도 늑간근이 뭉치는 원인이 된다.

좌우
1회씩

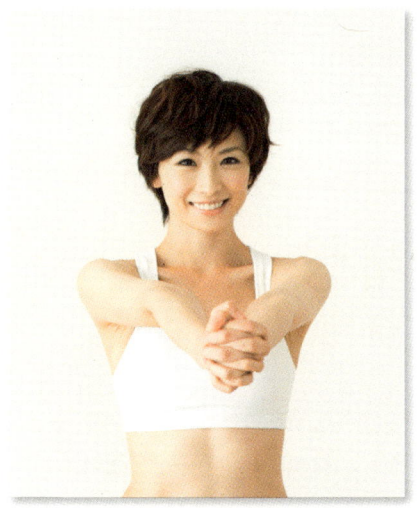

**1** 양손으로 깍지를 끼고
팔을 가슴 앞으로 쭉 뻗는다.

손바닥이 딱 달라붙게 깍지를 끼고 팔을 앞으로 쭉 뻗는다. 이때 등줄기를 쭉 펴고 바른 자세를 의식한다.

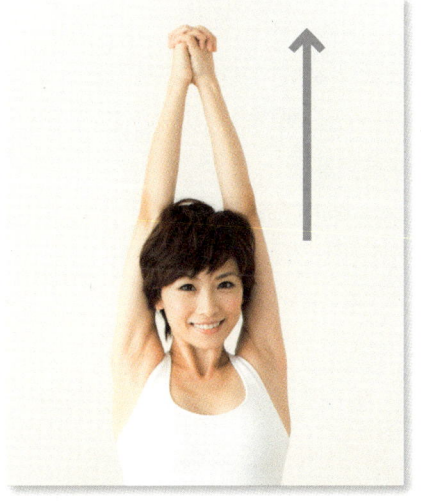

**2** 그 상태로 팔을 머리 위로 쭉 올린다.

숨을 들이마시며 가급적 몸과 일직선이 되도록 팔을 머리 위로 쭉 뻗는다. 그리고 숨을 내쉬면서 한 번 더 팔을 위로 쭉 뻗는다. 그 상태로 세 호흡 정지한다.

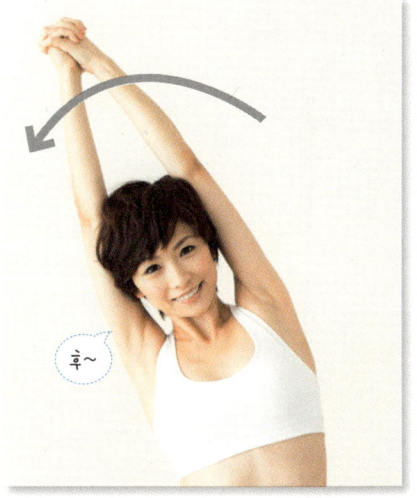

**3** 팔을 쭉 뻗으면서 몸을 숙여
겨드랑이 림프를 자극한다.

숨을 내쉬면서 몸을 옆으로 숙인다. 이때 몸을 숙이는 쪽 팔로 반대쪽 팔을 잡아당기는 느낌으로 실시하면 겨드랑이 림프를 확실하게 자극할 수 있다. 그대로 세 호흡 정지한다. 그런 다음 숨을 들이마시며 자세를 원상태로 되돌린다. 다시 숨을 내쉬며 이번에는 반대쪽으로 몸을 숙인다.

| 시작 운동 Exercise 2 |

# 가슴을 지탱하는
# 대흉근과 소흉근 스트레칭

이 운동은 대흉근과 소흉근을 스트레칭한다. 대흉근을 지나치게 단련하면 가슴팍이 두꺼워지지만 가슴을 지탱하는 토대가 되는 근육이므로 어느 정도의 단련은 필요하다. 또한, 대흉근은 탄력이 있고 아름다운 데콜테를 만드는 데도 크게 관여하고 있다. 소흉근은 가슴을 끌어당겨 위로 봉긋 솟게 만드는 데 필요한 근육이다.

두 근육 모두 컴퓨터나 스마트폰을 장시간 사용하거나 무리한 자세를 지속하면 등이 경직되고 앞으로 굽은 자세가 되어 근육이 긴장하게 된다. 이들 근육이 긴장되어 있으면 등에 있는 승모근을 풀어 줘도 바른 자세를 취하기 어려워진다. 확실하게 풀어서 봉긋한 가슴을 만들자.

다음 단계의 대흉근 단련에서도 근육이 제대로 풀려 있지 않으면 운동 효과가 반감된다. 다음 운동의 효과를 높이기 위해서라도 확실히 스트레칭해두자.

**대흉근**
가슴의 토대가 되는 근육이다. 가슴을 지탱하고 아름다운 데콜테를 만들기 위해서 유연하게 해둘 필요가 있다.

**소흉근**
가슴 상부에 위치해 가슴을 끌어당겨주는 근육이다. 이 근육을 풀어주는 것만으로도 가슴 모양이 달라진다.

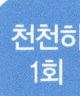

천천히
1회

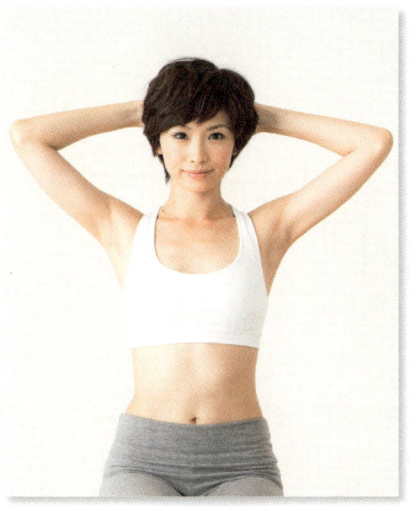

**1  팔을 크게 벌려 머리 뒤로 깍지를 낀다.**

머리 뒤로 깍지를 낀다. 이때 팔이 일직선이 되도록 크게 벌린다. 가슴을 펴고 근육을 늘여서 바른 자세를 취하는 것이 중요하다.

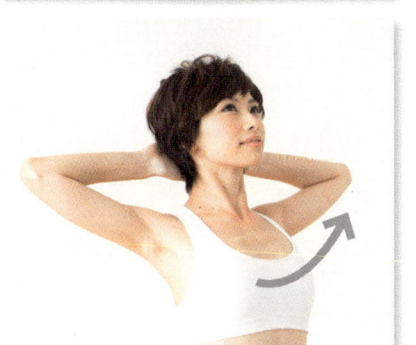

**2  톱 바스트가 천장을 향한다는 느낌으로 몸을 젖힌다.**

숨을 들이마시며 팔꿈치를 벌리고 턱을 들어 시선을 위로 향한다. 톱 바스트가 천장을 향하도록 의식하면서 몸을 젖힌다. 그 상태로 세 호흡 정지한다.

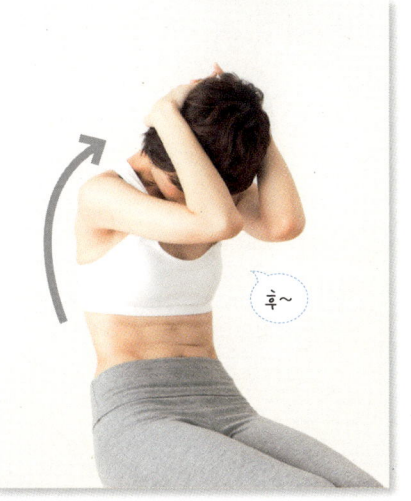

후~

**3  배꼽을 들여다보듯이 등을 둥글게 만다.**

1번 동작으로 돌아가 숨을 내쉬며 배꼽을 들여다보듯이 등을 둥글게 만다. 이때 목을 움츠리지 않도록 어깨에 힘을 뺀다. 그 상태로 세 호흡 정지하고 1번 동작으로 돌아간다.

시작 운동 Exercise 3

# 대흉근 단련으로
# 아름다운 데콜테 만들기

 이번 단계에서는 대흉근을 단련한다. 대흉근을 단련하는 방법에는 여러 가지가 있지만 지나치면 근육이 불거진 우람한 가슴팍이 되기도 한다. 예를 들면, 피트니스 센터의 기구를 이용하거나 아령을 사용하는 본격적인 트레이닝 등이 있다.

아름다운 가슴을 만들 목적이라면 이렇게까지 할 필요는 없다. 여성은 남성과 다른 방법으로 대흉근을 단련해야 한다.

또한, 일반적으로 바스트 업에 도움이 된다고 알려진 팔굽혀펴기도 남성적인 근육이 만들어지거나 방식에 따라서는 어깨가 실팍하고 우람해지므로 주의해야 한다.

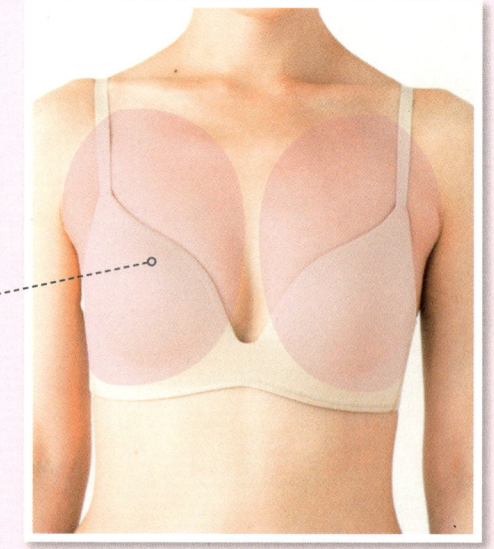

**대흉근**
가슴을 키우기 위해서는 먼저 가슴을 지탱해줄 토대를 만들어야 한다. 대흉근을 적절히 단련하자.

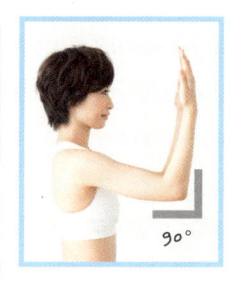

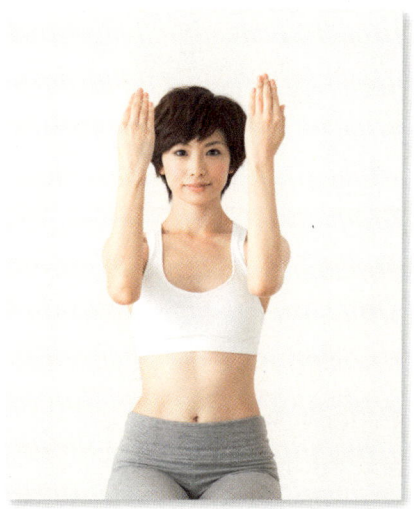

**1** 팔을 앞으로 뻗어 팔꿈치가 직각이 되도록 구부린다.

팔꿈치를 직각으로 구부리고 위팔은 바닥과 평행이 되는 높이로 들어 올린다.

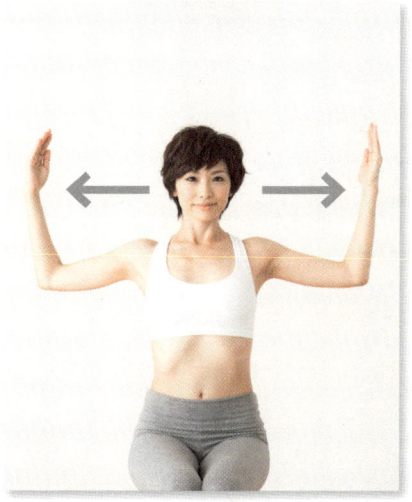

**2** 팔을 크게 벌려 팔과 어깨가 일직선이 되도록 한다.

숨을 들이마시면서 팔을 옆으로 벌린다. 견갑골을 모은다는 느낌으로 팔과 어깨라인이 일직선이 되도록 크게 벌린다.

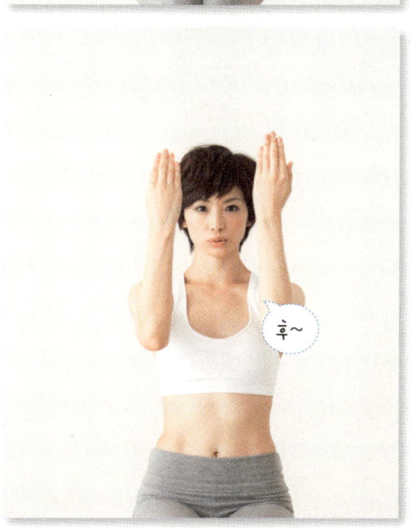

**3** 숨을 내쉬면서 처음 자세로 돌아온다.

숨을 내쉬면서 가슴을 중앙으로 모은다는 느낌으로 1번 동작으로 돌아간다. 1~3번 동작까지 3세트 실행한다. 천천히 정성 들여 하는 것이 중요하다.

시작 운동 Exercise 4

# 처진 가슴 잡아주는
# 승모근 풀어주기

작은 얼굴 예쁜 가슴 운동의 핵심인 작은 얼굴 예쁜 가슴 근육(승모근)을 풀어준다. 장시간 컴퓨터를 사용하는 데스크 업무나 잘못된 자세로 인해 승모근이 뭉쳐 있는 사람들이 많다. 승모근이 뭉쳐서 새우등이 되면 가슴이 아래로 처지거나 압박을 받아 쪼그라든다. 또한, 승모근이 경직되면 근막(뼈와 근육 등을 덮고 있는 막)으로 이어져 있는 두피와 얼굴이 원활하게 움직일 수 없게 되어 얼굴이 늘어진다.

승모근의 경직은 이런 외관상의 문제뿐만 아니라 어깨나 목 결림과도 이어져 있다. 반대로 말하면, 만성적인 목과 어깨 결림으로 고생하는 사람은 승모근이 경직되어 있을 가능성이 크다.

승모근이 뭉쳐서 발생하는 문제는 가슴뿐만 아니라 다방면에 걸쳐 있다. 따라서 업무나 가사 틈틈이 이 단계만을 실시하는 것도 크게 도움이 된다.

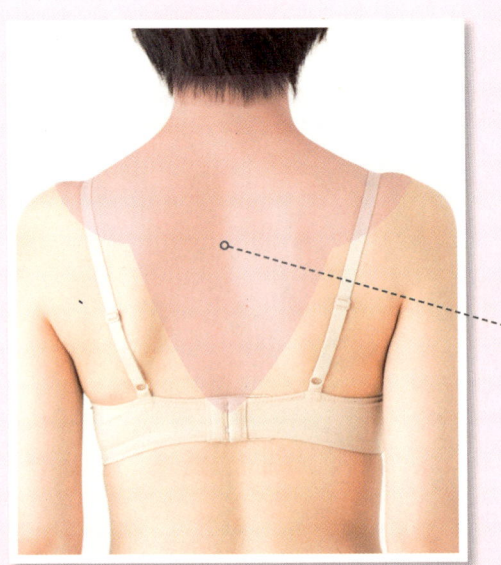

**승모근**
목에서 등까지 넓게 퍼져 있는 근육으로, 무거운 머리를 지탱하고 있기 때문에 결리기 쉽다.

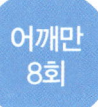 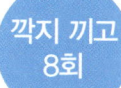

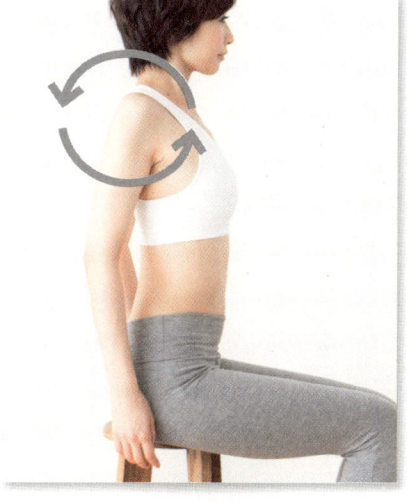

**1** 견갑골을 모으면서 어깨만 뒤로 돌린다.

어깨만 뒤로 8회 돌린다. 좌우 견갑골을 모으듯이 크게 움직이는 것이 중요하다. 다음 동작에도 도움이 되므로 어깨를 돌리는 감각을 기억해두자.

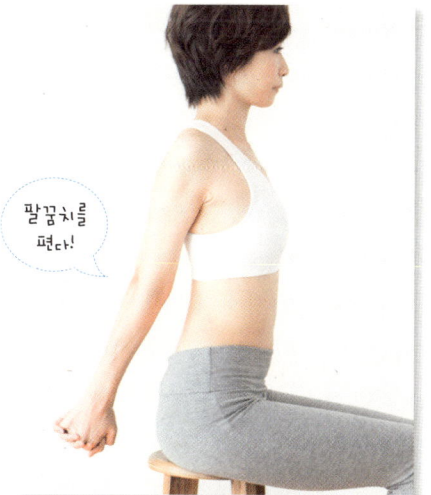 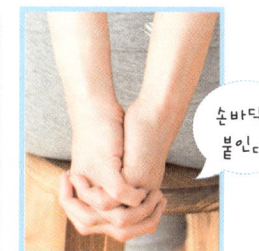

**2** 팔을 등 뒤로 쭉 뻗어 깍지를 낀다.

팔을 등 뒤로 쭉 뻗어 깍지를 낀다. 가급적 손바닥이 딱 붙도록 의식한다.

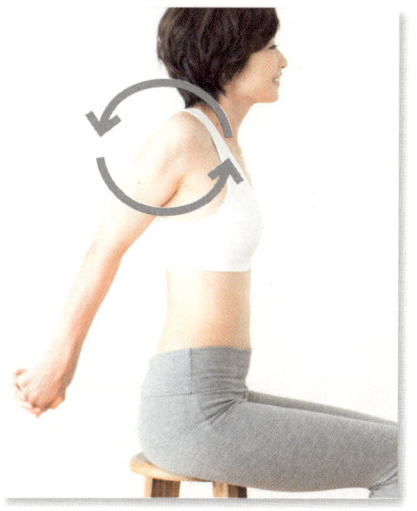

**3** 깍지 낀 팔을 쭉 뻗은 채 어깨를 뒤로 돌린다.

1번 동작의 감각을 떠올리면서 어깨를 뒤로 8회 돌린다. 잘 돌아가지 않으면 1번 동작으로 돌아가 다시 감각을 익힌다. 여러 번 반복하면 조금씩 돌아갈 것이다.

시작 운동 Exercise 5

# 봉긋한 가슴 만드는 승모근 강화하기

이번 단계는 작은 얼굴 예쁜 가슴 근육(승모근)의 유연성을 높이는 운동이다. 전 단계에서 승모근을 풀어 준비운동을 끝냈다면 이번에는 근육을 수축시켜 가슴을 위로 끌어당긴다.

승모근이 유연해지면 근막으로 이어져 있는 두피와 얼굴, 가슴까지 뒤로 당겨져 올라가게 된다. 즉, 얼굴선의 뭉침이 풀려 얼굴이 작아지고 가슴도 위로 봉긋 솟기 때문에 무척 중요한 운동이다.

가슴이 크면 무게 때문에 몸이 앞으로 굽어지기 쉬운데 승모근을 단련하면 자세도 좋아진다. 가슴 무게로 인한 어깨 결림도 줄일 수 있으므로 업무 틈틈이 실천하면 개운해질 것이다.

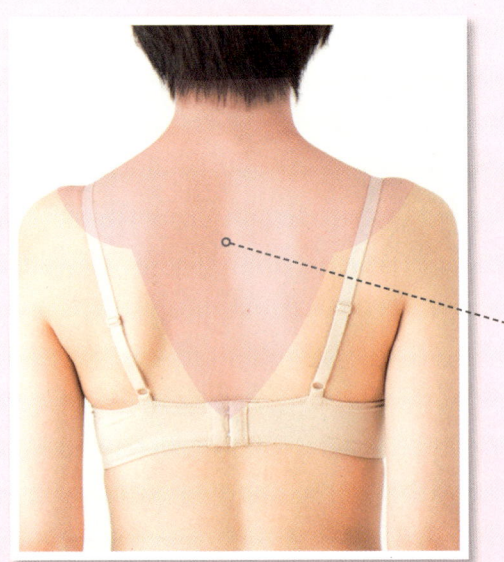

**승모근**
여성은 남성에 비해 승모근이 약하다. 특히 새우등인 사람은 더 약하므로 확실하게 단련하자.

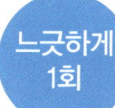
느긋하게
1회

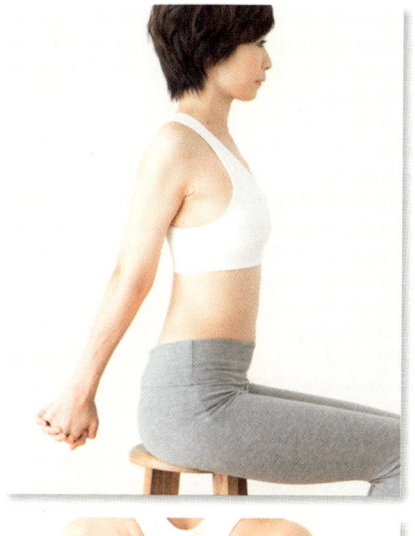

**1** 팔을 등 뒤로 쭉 펴고 깍지를 낀다.

시작 운동 4(48페이지)와 같이 팔을 등 뒤로 쭉 편 채 깍지를 낀다. 양손바닥이 딱 붙도록 의식한다.

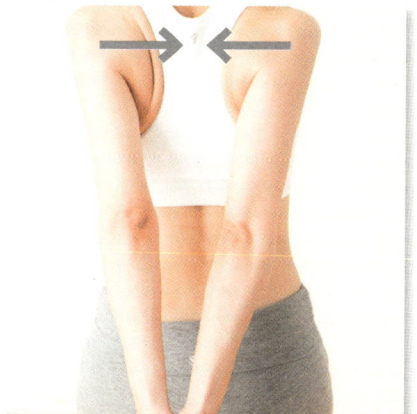

**2** 좌우 견갑골을 더욱 모은다.

손바닥을 딱 붙이면 저절로 좌우 견갑골이 가까워지지만 가슴을 펴서 견갑골을 더 붙인다는 느낌으로 실시한다.

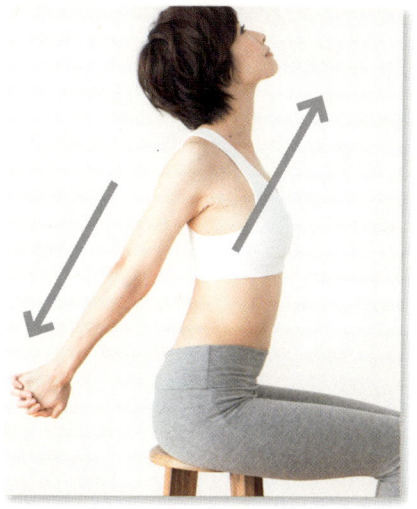

**3** 팔은 아래로 당기고
가슴은 천장을 향하게 한다.

팔은 아래로 당기고, 시선을 들어 가슴은 천장을 향하게 한다. 그 자세로 세 호흡 정지한다. 갑상선을 자극함으로써 성장호르몬의 분비도 촉진하고 목주름 케어에도 효과적이다.

시작 운동 Exercise 6

# 심층 림프 자극하기

림프에는 피부 밑에 흐르는 표층 림프와 근육 사이나 내장 주변에 흐르는 심층 림프가 있다. 표층 림프는 가볍게 문지르는 것만으로도 흐름을 촉진시킬 수 있지만 심층 림프는 강하게 누르거나 근육을 움직여야 촉진시킬 수 있다.
이 단계에서는 겨드랑이 밑에 있는 심층 림프절을 자극하기 위한 운동을 실시한다.

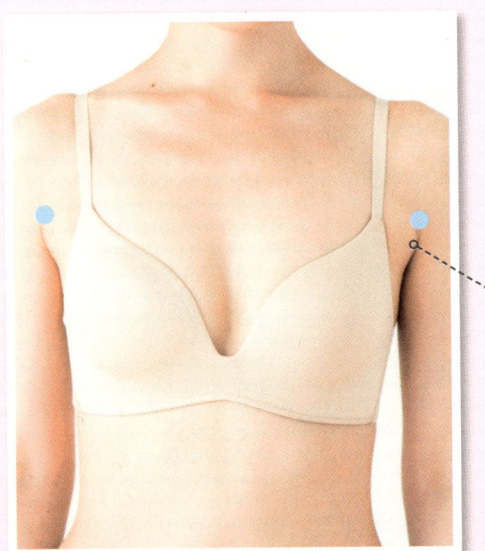

**액와림프절**
심층 림프절은 가슴 주변의 림프 흐름에 영향을 준다. 겨드랑이 밑의 움푹 파인 곳에 위치하고 있다.

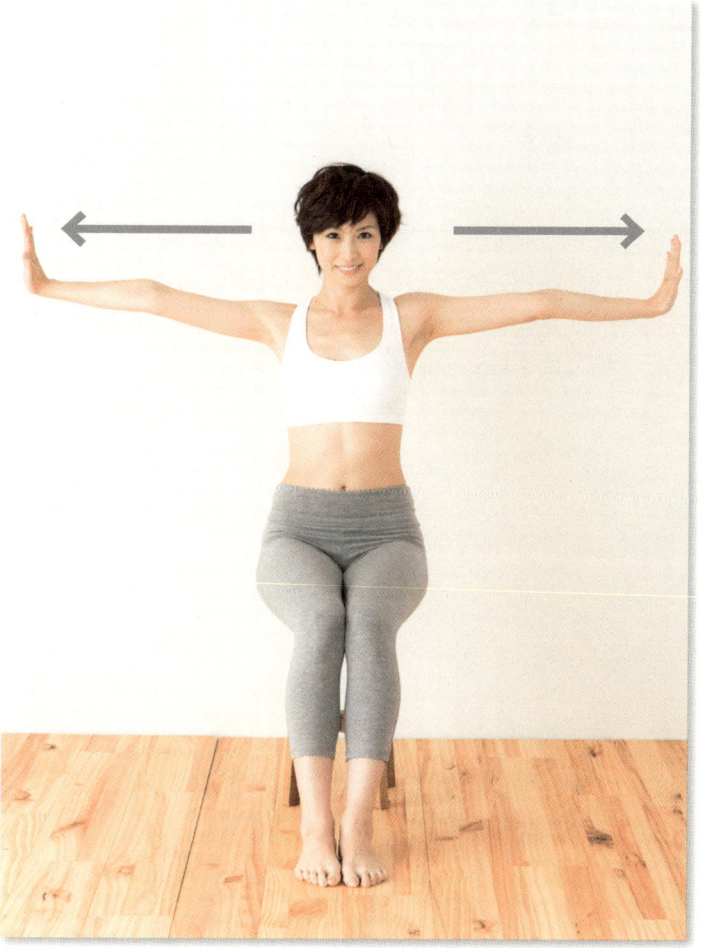

천천히
1회

**1** 팔을 양옆으로 뻗어 있는 힘껏 민다.

양팔을 옆으로 쭉 뻗어 바닥과 평행이 되도록 한다. 그대로 손바닥을 세우고 벽을 민다는 느낌으로 팔을 좌우로 뻗는다. 겨드랑이 밑이 찌르르할 때까지 민다. 그대로 세 호흡 정지한다.

### 시작 운동 Exercise 7
# 늘씬한 팔뚝 만들기

가슴 바로 옆에 위치한 위쪽 팔이 탄탄하고 늘씬하면 가슴 볼륨을 더욱 강조할 수 있다. 늘씬한 팔뚝을 만들기 위해서는 운동을 통해 지방을 연소시키고 근육을 키우는 것도 중요하지만 부종을 없애는 것도 좋은 방법이다. 팔은 생각보다 무거워서 양팔을 합치면 체중의 10분의 1 정도를 차지한다고 한다. 그 무게로 인해 지치고 부어 있는 경우도 많다.

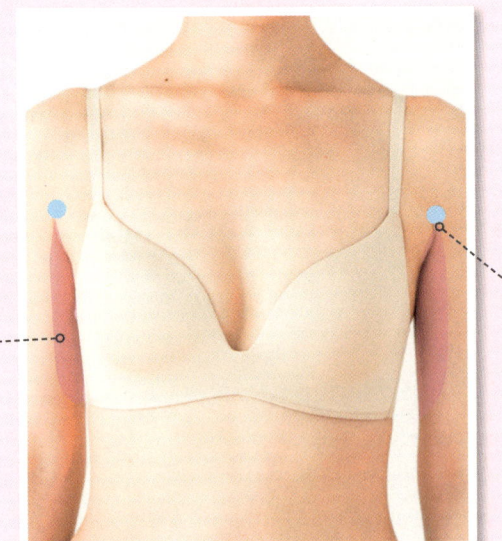

**위쪽 팔**
흔히 '상완삼두근'이라고 불리는, 뭉치기 쉬운 팔 뒤쪽 라인을 날씬하게 만들어준다.

**액와림프절**
액와림프절을 자극하여 팔의 림프 흐름을 촉진시키고 부종을 개선한다.

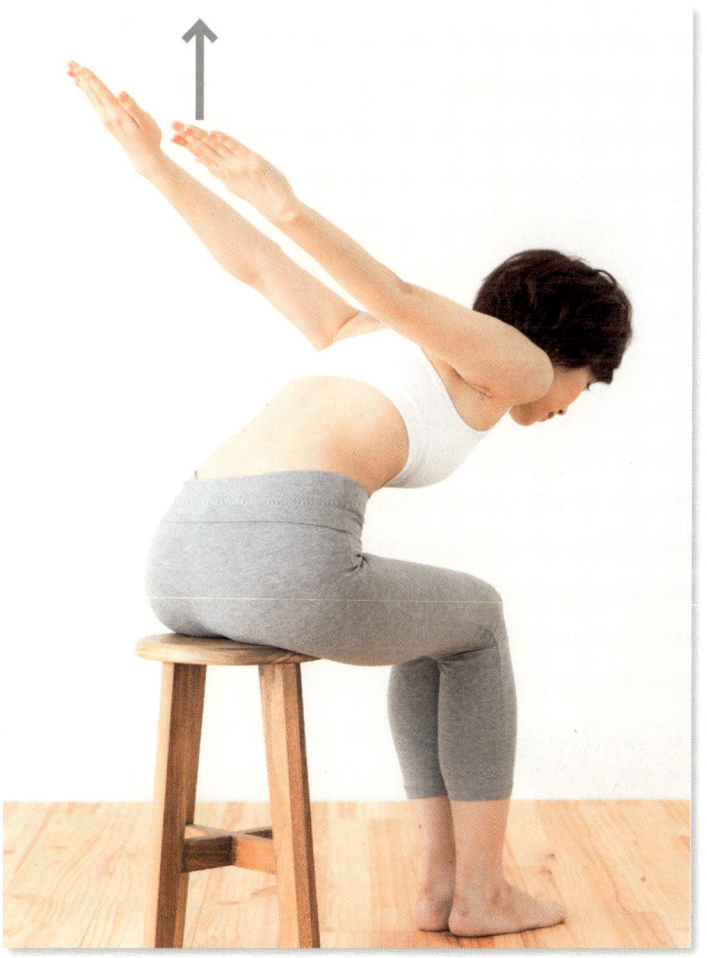

천천히
1회

**1** 팔을 뒤로 쭉 뻗고 손바닥은 천장을 향하게 한다.

팔을 뒤로 쭉 뻗고 손바닥은 위를 향하게 한다. 손바닥으로 천장을 밀듯이 힘을 준다. 이때 몸이 앞으로 기우는데, 새우등이 되지 않도록 주의한다. 그 상태로 세 호흡 정지한다.

시작 운동 Exercise 8

# 견갑골 풀어주기

최근에는 스트레스와 잘못된 자세로 인해 견갑골 주변이 심각하게 뭉쳐 있는 사람이 많다. 자세가 나쁘면 견갑골 주변이 경직되어 견갑골이 잘 움직이지 않게 되는데, 견갑골의 움직임이 가능한 영역이 좁아지면 바른 자세를 취하기 더욱 어려워진다.

이런 악순환을 끊으려면 먼저 견갑골을 움직이고 있는 승모근을 풀어줘야 한다. 자세가 바르고 근육 뭉침이 적은 사람이라면 시작 운동 4(48페이지)에서 승모근을 풀어주는 것만으로도 견갑골이 잘 움직일 것이다. 전 단계에서 승모근을 풀어줬기 때문에 이미 견갑골도 움직이기 쉬운 상태가 되어 있다.

한편, 견갑골이 선명하지 않은 사람은 등에 지방이 많은 것도 원인 중 하나이지만 나쁜 자세로 인해 파묻혀 있는 경우도 있다. 따라서 견갑골 주변의 근육을 풀어 자세를 바로잡으면 견갑골이 도드라진 아름다운 등 라인을 만들 수 있다.

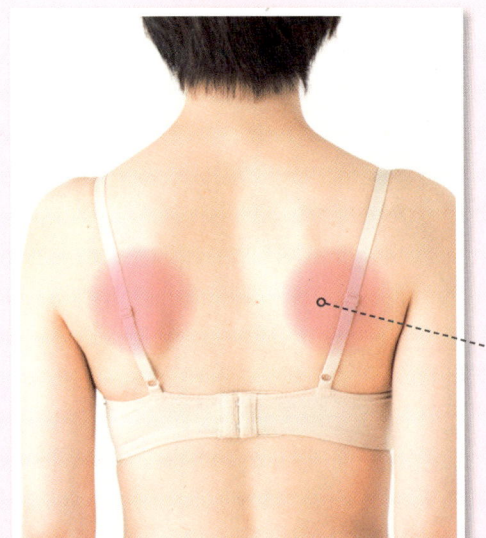

**견갑골 주변**
견갑골은 튀어나온 구조 탓에 근육이 경직되면 움직임이 크게 제한된다.

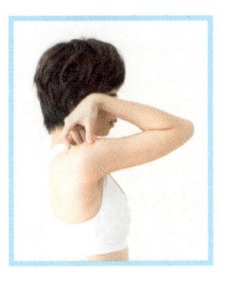 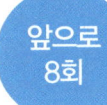

앞으로 8회 · 뒤로 8회

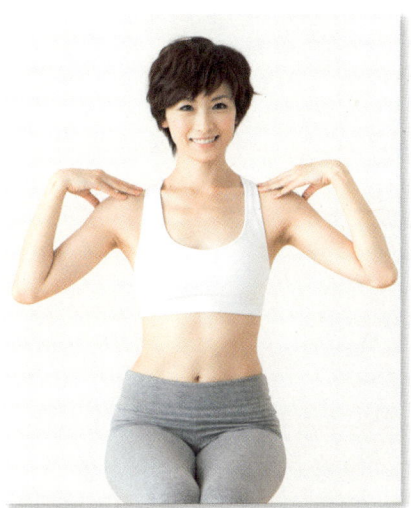

**1** 손을 어깨에 얹고 팔꿈치를 높게 든다.

손끝을 어깨에 대고 팔꿈치를 높게 올린다. 이때 새우등이 되지 않도록 등을 펴고 바른 자세를 유지한다.

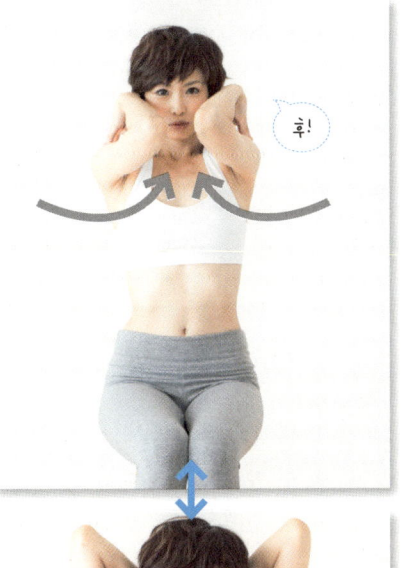

**2** 소리를 내면서 어깨를 크게 돌린다.

'후' 하는 짧은 소리와 함께 숨을 내쉬며 어깨를 크고 힘차게 회전시킨다. 최대한 크게 돌리도록 의식한다. 앞으로 8회, 뒤로 8회 실시한다.

**+ 멀리 크게 돌리는 것이 중요!**
팔꿈치가 앞으로 나올 때는 양 팔꿈치가 부딪칠 정도로 가까이 돌리고, 위로 올라갈 때는 천장을 향해 크게 멀리 돌린다.

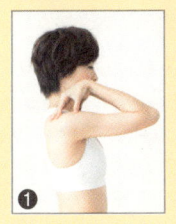 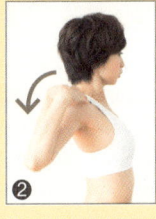 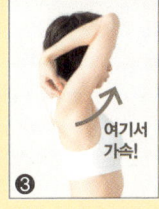

❶  ❷  ❸ 여기서 가속!

가슴 마사지 Massage 1

# 가슴 모양 결정하는
# 소흉근 풀어주기

이 단계부터는 뭉친 근육을 풀어서 옆으로 퍼진 가슴을 모아준다. 가장 먼저 풀어줄 것은 가슴을 모아주고 올려주는 기능을 하는 소흉근이다. 소흉근이 뭉치고 수축되면 쇄골도 아래로 당겨져서 가슴 처짐을 진행시킨다.

승모근이 경직되면 새우등이 된다는 것은 누차 설명했다. 새우등이 되어 소흉근이 수축되면 몸은 더욱 앞으로 말리고 어깨도 안쪽으로 굽는다. 그렇게 되면 호흡도 얕아지고 자세도 더욱 나빠진다.

또한, 액와림프절과 가까워 주변에 림프의 통행로가 많은 소흉근이 뭉치면 림프의 흐름까지 나빠진다. 더불어 혈액순환 악화는 물론 부종까지 초래한다.

소흉근을 제대로 풀어주는 것만으로도 가슴 모양이 달라지므로 정성 들여 마사지하자.

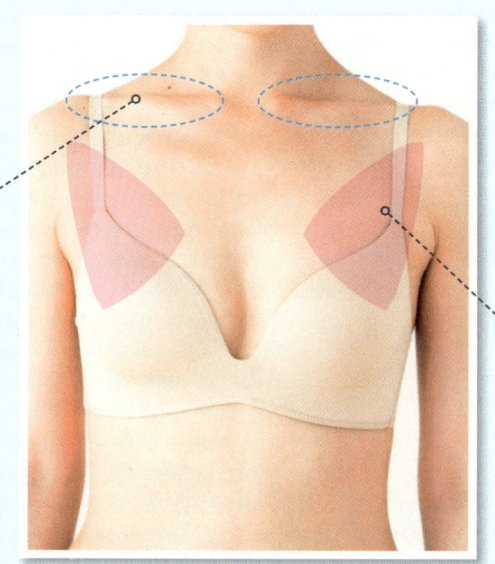

**쇄골**
거울로 체크해본다. 전에 비해 위치가 내려가거나 앞으로 쏠린 경우에는 주의해야 한다.

**소흉근**
가슴 상부는 유방암이 많이 발생하는 부위이기도 하다. 꾸준한 마사지는 유방암의 조기발견으로도 이어진다.

좌우
1분씩

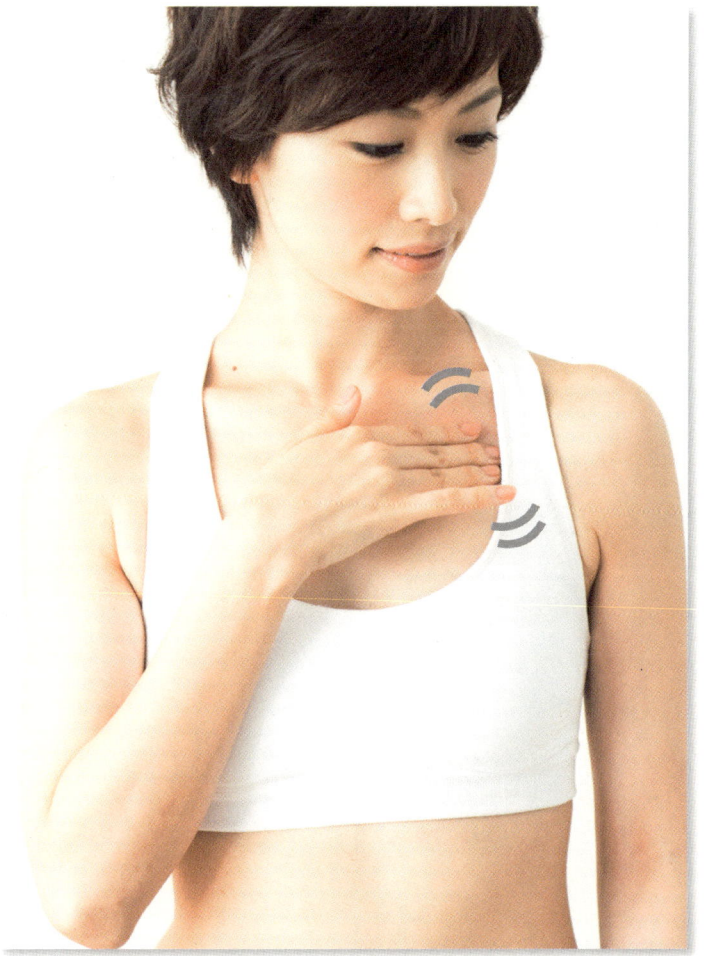

### 쇄골 밑을 눌러 아픈 부위를 풀어준다

쇄골 중앙에서 조금 아래로 내려온 부분을 누르면 기분 좋은 통증이 느껴지는 곳이 있다. 그곳을 손끝으로 누르면서 회전시키듯이 마사지한다. 손가락을 조금씩 옮겨가며 한쪽당 1분씩 문질러 풀어준다.

풀어줄 부분

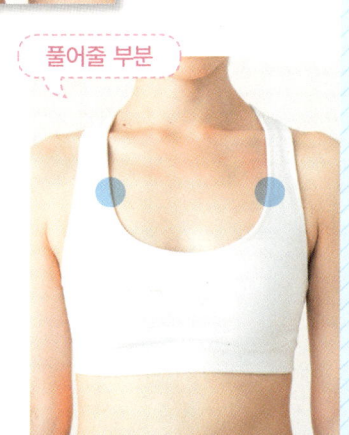

가슴 마사지 Massage 2

# 깊은 가슴골 만드는 전거근 풀어주기

이번 단계에서는 옆구리에 있는 전거근을 풀어준다. 생소한 이름의 전거근(前鋸筋)은 '거(鋸)'라는 문자 그대로 톱처럼 울퉁불퉁한 모양의 근육으로, 대흉근이나 소흉근과 마찬가지로 가슴근육의 일부이다. 전거근은 팔을 움직일 때 필요한 근육이어서 마우스 조작처럼 미세한 작업을 하다 보면 지치거나 경직된다. 그래서 자주 사용하는 손 쪽 근육이 더 뭉치기 쉽다.

이 전거근이 경직되면 가슴을 옆으로 잡아당겨 벌어진 가슴을 만든다. 애써 가슴을 부드럽게 만들어도 옆으로 잡아당겨지면 소용없다. 따라서 가슴골이 깊고 볼륨 있는 아름다운 가슴을 만들기 위해서는 전거근을 풀어주는 것이 중요하다.

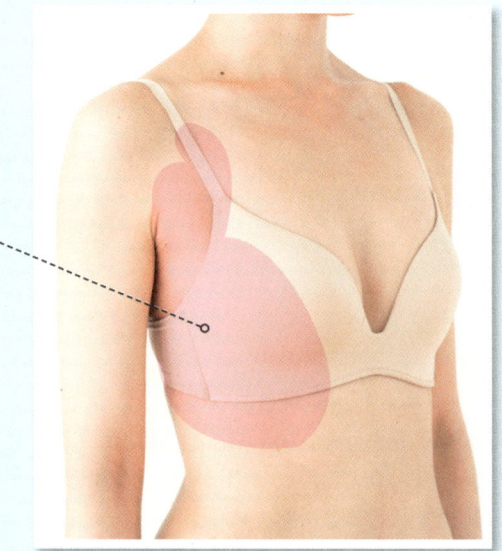

**전거근**
승모근과 접해 있으며 늑골에 이어져 있는 근육이다. 이 근육을 풀어주면 어깨 결림도 완화된다.

좌우
1분씩

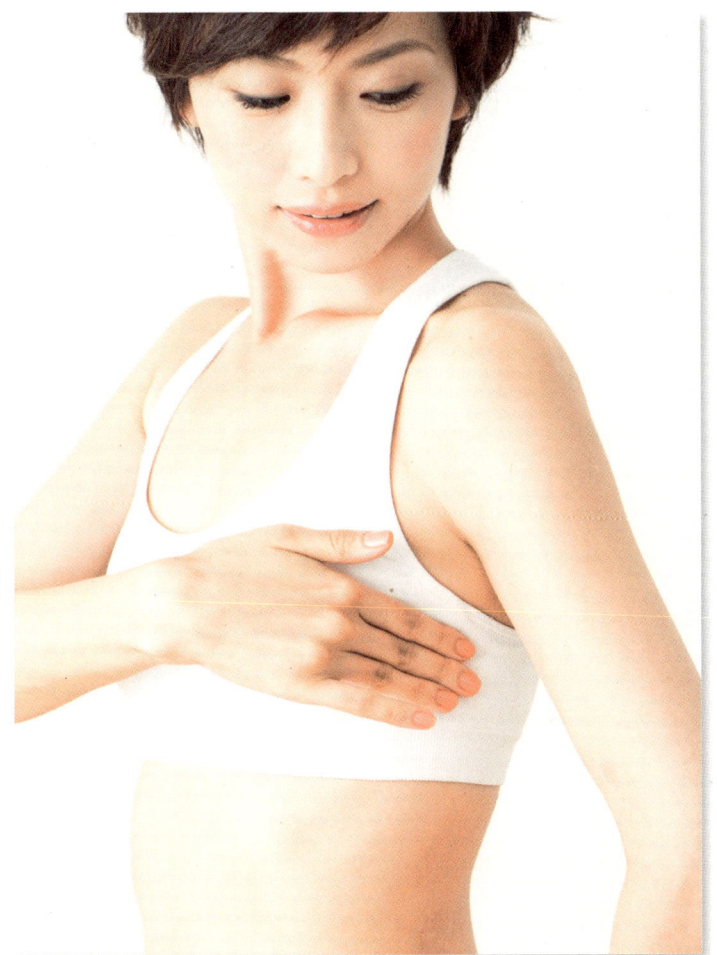

### 가슴 바로 옆의 전거근을 풀어준다

전거근 중에서도 가슴 바로 옆부분을 풀어준다. 옆구리에서 조금 앞쪽부터 가슴의 봉긋한 끝 부근까지, 높이로는 톱 바스트보다 조금 아랫부분이다. 손끝으로 누르면서 회전시키듯이 마사지한다. 2~3회 위치를 옮겨가며 한쪽당 1분씩 문질러 풀어준다.

풀어줄 부분

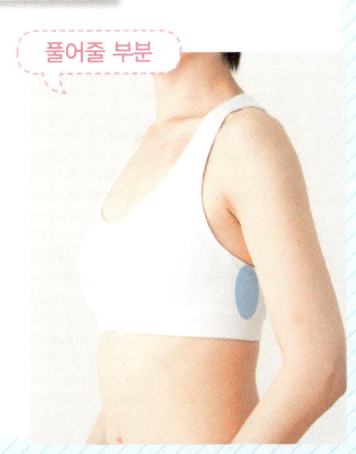

가슴 마사지 Massage 3

# 처진 가슴 올려주는
# 전거근 하부 풀어주기

여기서도 전 단계와 마찬가지로 전거근을 풀어준다. 전거근이 뭉치면 가슴을 옆으로 잡아당겨 벌어진 가슴을 만든다. 하지만 같은 전거근이라도 하부가 뭉쳐 있으면 가슴을 아래로 잡아당겨 처진 가슴을 만든다.

한편, 전거근은 견갑골을 움직이는 데도 중요한 근육이다. 앞서 말했듯이 바른 자세를 만들어 가슴을 끌어 올리기 위해서는 견갑골이 원활하게 움직여야 한다. 전거근이 경직되어 있으면 호흡도 얕아지고 혈액순환에도 악영향을 미친다.

반대로 전거근을 풀어주면 가슴을 모아주고 올려줄 뿐만 아니라 어깨 결림 완화, 늑간신경통 예방에도 도움이 된다. 가슴이 큰 사람일수록 뭉치기 쉬운 근육이므로 확실하게 풀어두자.

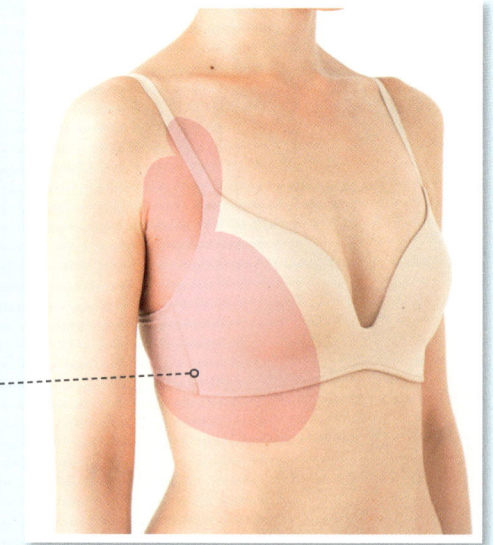

**전거근(하부)**
넓은 범위에 펼쳐져 있는 전거근이지만 이 단계에서는 가슴 하부를 풀어준다.

좌우
1분씩

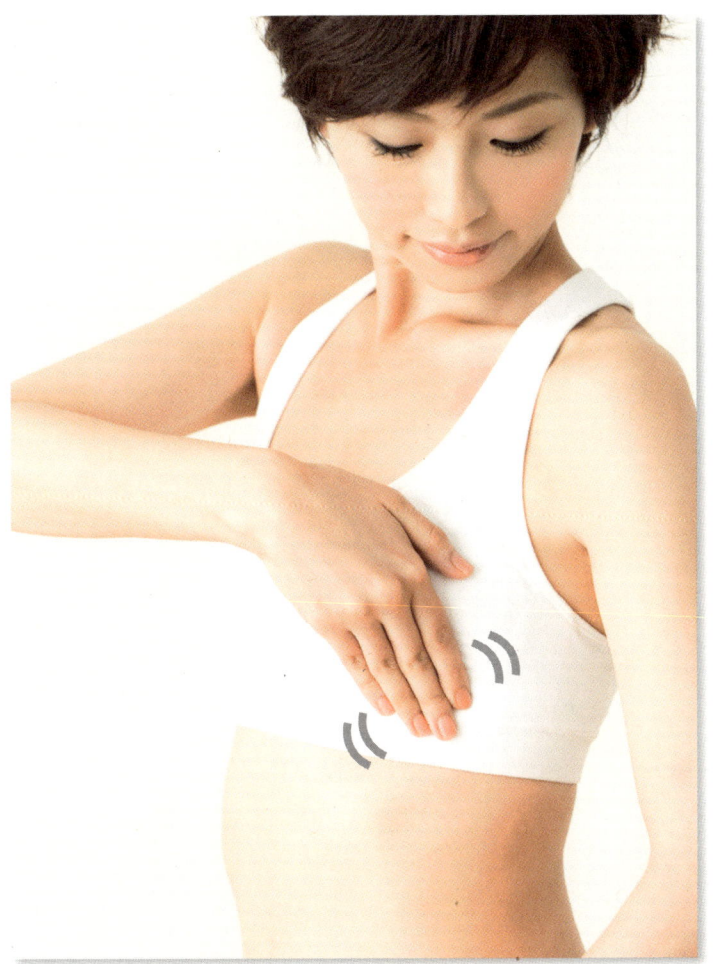

### 가슴 하부, 옆구리 쪽을 정성껏 마사지한다

가슴 하부의 봉긋함이 끝나는 부근으로, 옆구리 근처이다. 손끝으로 누르면서 회전시키듯이 마사지한다. 2~3회 위치를 옮겨가며 한쪽당 1분씩 문질러 풀어준다.

풀어줄 부분

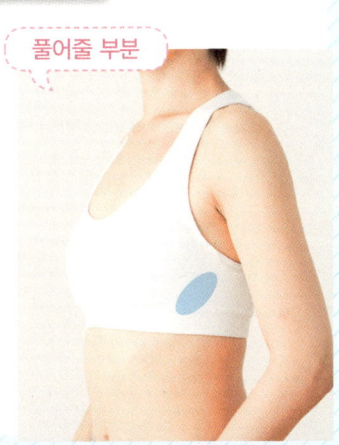

가슴 마사지 Massage 4

# 비어져 나온 가슴 모아주기

가슴을 키우는 방법 중에 옆구리나 등에서 지방을 끌어온다는 방법이 있다. 하지만 지방은 이동하지 않는다. 만약 이동할 수 있다면 중력으로 인해 체내의 모든 지방이 발끝으로 내려가버릴 것이다.
하지만 방법이 전혀 없는 것은 아니다. 지방을 함유한 피부는 재생되기 때문에 시간을 들이면 피부째 이동시킬 수 있다. 즉, 브래지어에서 비어져 나온 살 정도라면 가슴으로 만들 수 있다는 것이다.
그렇지만 가슴과 주변 살들이 굳어 있으면 이동시키기 어렵다. 이번 단계에서는 가슴을 부드럽게 만들면서 가슴 주변의 지방을 피부째 끌어온다. 이때, 예쁜 모양으로 자리 잡기 위해서는 높은 위치로 끌어 올려 모으는 것이 중요하다. 그렇지 않으면 가슴 처짐의 원인이 되기도 하므로 주의하자.

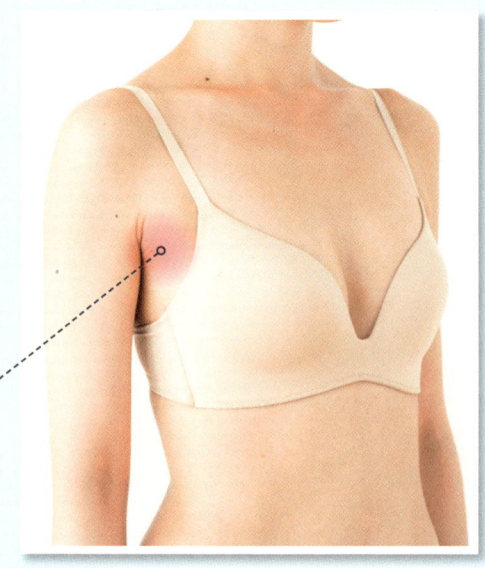

**지방**
브래지어 밖으로 비어져 나온 겨드랑이 지방을 피부째 움직여서 가슴으로 자리 잡게 한다.

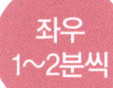

좌우
1~2분씩

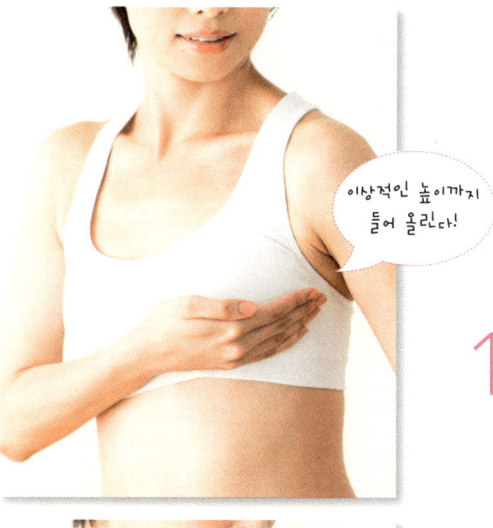

이상적인 높이까지
들어 올린다!

**1** 이상적인 높이가 되도록
가슴을 밑에서 떠받친다.

톱 바스트가 이상적인 높이가 되도록 가슴을 밑에서 들어 올리듯이 떠받친다.

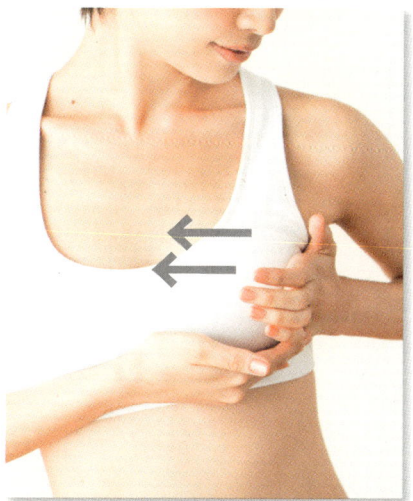

**2** 겨드랑이 쪽으로 비어져 나온 가슴을
되돌린다.

가슴을 떠받칠 때는 엄지 밑의 봉긋한 부분을 사용하고, 다른 한 손으로는 옆구리 쪽으로 비어져 나온 살을 올바른 위치로 밀어 넣는다. 30초~1분 정도 실시한다.

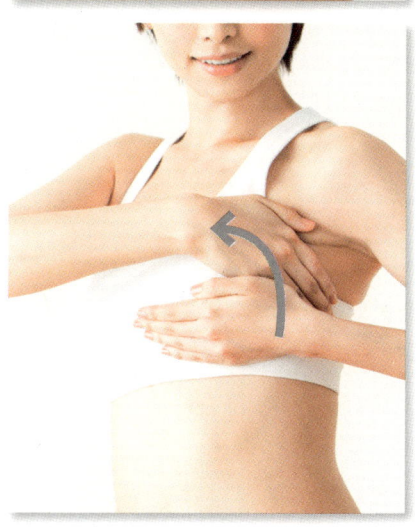

**3** 반대쪽 손으로 나머지 살을 밀어 넣는다.

톱 바스트의 높이를 확인하면서 가슴을 떠받치는 손을 바꾼다. 그리고 원래 떠받치던 손의 손바닥 전체를 써서 나머지 살을 가슴 안쪽으로 밀어 넣는다. 이것도 30초~1분 정도 실시한다.

# 한눈에 보는 가슴 운동 & 마사지

다시 한 번 순서를 확인해보자!

> 운동

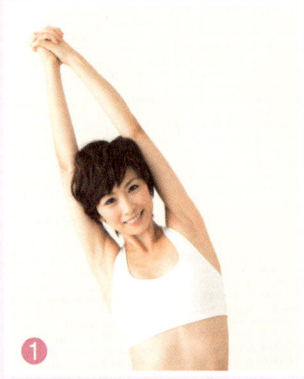

❶ 팔을 위로 쭉 뻗은 다음 세 호흡 쉰다. 좌우로 기울여 각각 세 호흡 정지한다.

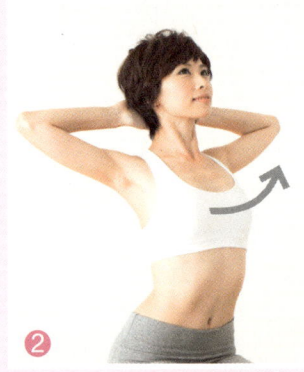

❷ 톱 바스트가 천장을 향하도록 하고 세 호흡 정지한다. 그런 다음 등을 둥글게 말고 세 호흡 정지한다.

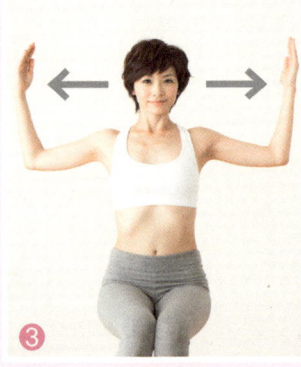

❸ 숨을 들이마시면서 팔을 옆으로 벌리고 내쉬면서 원위치로 돌아간다. 3세트 반복한다.

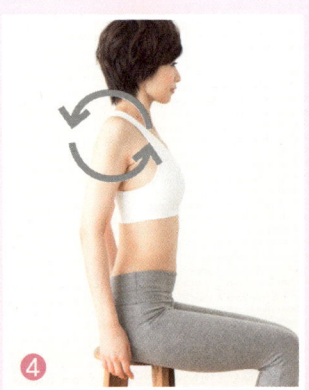

❹ 견갑골을 모으면서 어깨만 뒤로 8회 회전시킨다.

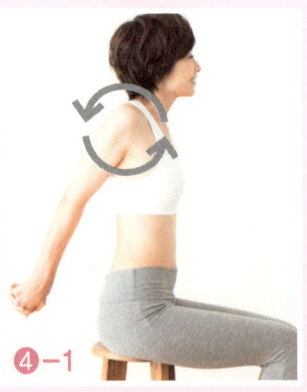

❹-1 등 뒤로 깍지를 낀 채 어깨를 뒤로 8회 회전시킨다.

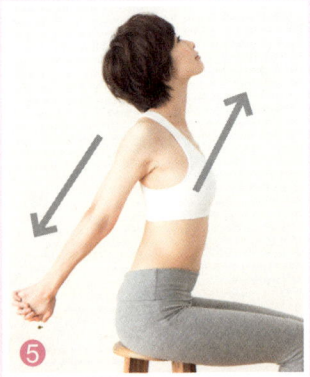

❺ 팔은 아래로 당기고 가슴은 천장을 향하게 한 뒤 세 호흡 정지한다.

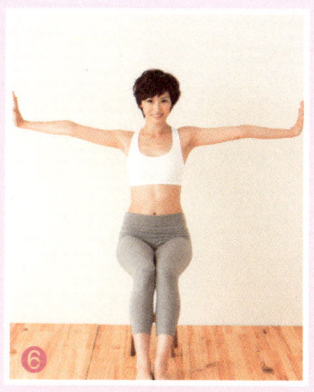
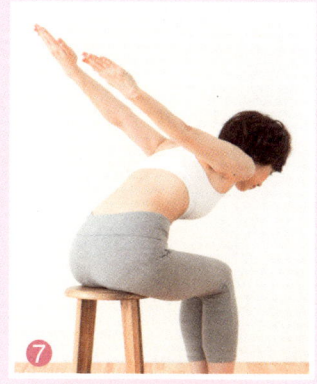
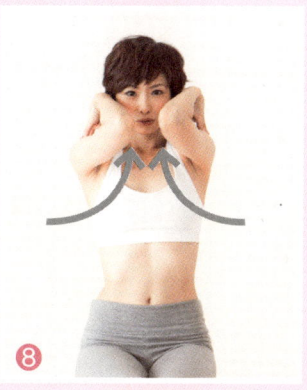

❻ 양팔로 좌우 벽을 밀듯이 힘을 주고 세 호흡 정지한다.

❼ 손바닥으로 천장을 밀듯이 힘을 주고 세 호흡 정지한다.

❽ '후' 하는 소리와 함께 어깨를 앞뒤로 8회씩 크게 회전시킨다.

## 마사지

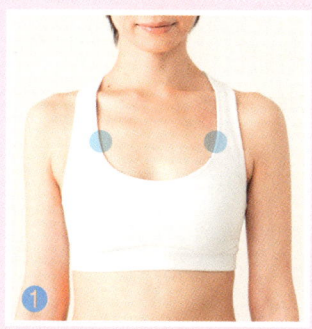
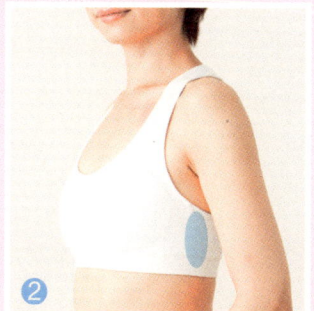
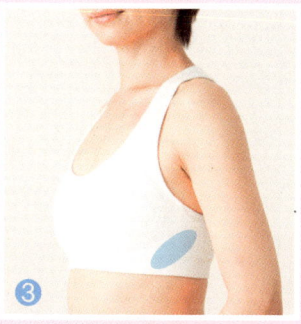
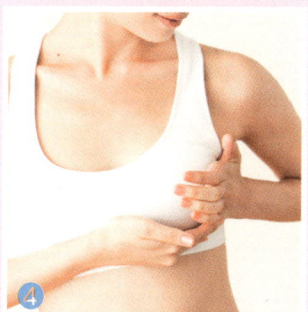
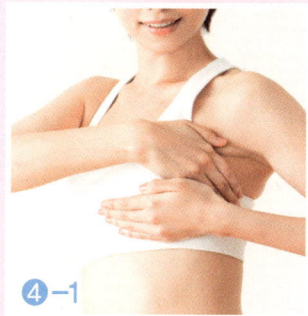

❶~❸ 각각의 포인트를 손끝으로 누르면서 회전시키듯이 문질러 풀어준다.

❹~❹-1 가슴을 적당한 위치로 들어 올리면서 옆구리 쪽으로 비어져 나온 가슴을 올바른 위치로 밀어 넣는다.

Column 01

## 가슴도 주기에 따라 크기가 달라진다!

가슴은 생리 주기에 따라 크기가 달라진다. 생리가 끝날 무렵부터 배란일까지는 보통 크기이지만 배란일에서 생리 기간까지는 가슴이 커진다. 이것은 프로게스테론이라는 여성호르몬의 영향 때문이다.

이 호르몬은 임신을 하기 쉽도록 우리 몸을 비축 상태로 만드는 작용을 한다. 수분을 끌어모아 자궁내막을 두껍고 부드럽게 만드는데, 동시에 유방에도 수분이 모여서 커지는 것이다. 생리 전에는 변비에 걸리기 쉬운 것도 이 프로게스테론의 비축 작용이 영향을 미치고 있기 때문이라고 한다.

이와 같은 가슴의 변화 주기를 알아두는 것은 무척 중요하다. 생리 주기에 따른 가슴 상태를 알아두면 가슴의 변화를 금방 알 수 있기 때문에 유방암의 조기발견에도 도움이 된다.

자가진단은 생리 직후 가슴이 부드러울 때가 좋다. 반면 브래지어는 가슴이 커져 있는 생리 전에 고르는 것이 좋다.

## Column 02

# 대부분의 사람은
# 좌우 가슴 크기가 다르다!

좌우 가슴 크기가 달라서 고민하는 사람이 적지 않다. 실제로 시술을 하다 보면 대부분이 좌우 크기가 다르다. 일반적으로 자주 쓰는 손 쪽 가슴이 작아지는데, 이것은 자주 사용하는 쪽의 근육이 더 뭉치기 쉽기 때문이다. 즉, 큰 쪽 가슴이 원래의 가슴 크기라고 할 수 있다. 작은 얼굴 예쁜 가슴 운동으로 뭉친 근육을 풀어주면 좌우 크기 차는 사라질 것이다.

내 경우에는 복서 시절 잽을 많이 내는 왼쪽 가슴이 두드러지게 작아서 콤플렉스가 심했다. 하지만 작은 얼굴 예쁜 가슴 운동을 하면서 점차 차이가 사라졌다. 마사지를 할 때는 작은 쪽 가슴을 더 오랫동안 케어하는 것이 중요하다. 또 가슴이 부드러워지면 좌우 차이도 줄일 수 있으므로 따뜻하게 하는 것을 권장한다. 브래지어를 선택할 때는 큰 쪽에 맞추고 작은 쪽 컵이 많이 헐거운 경우에는 패드로 조절한다.

Chapter 2

# 볼륨 업시키는 브래지어 활용법

디자인과 편안함은 둘째 문제!

# 브래지어는
## 또 하나의 피부다

앞에서 소개한 작은 얼굴 예쁜 가슴 운동으로 크고 아름다운 가슴을 만들었다면 이제 뭘 해야 할까? 크고 부드러운 가슴은 자칫하면 처지기 쉽다. 이번 장에서는 브래지어의 선택법과 착용법이 가슴 모양에 미치는 영향에 대해 살펴보자.

대부분의 사람들은 사이즈를 정확히 측정해서 자신에게 맞는 브래지어를 착용하고 있다. 하지만 딱 맞는 사이즈의 브래지어가 가슴에 좋은 브래지어라고는 할 수 없다. 조금의 여유도 없이 딱 맞는 브래지어는 가슴이 성장할 공간이 없기 때문이다.

몸 밖으로 돌출된 가슴은 뼈로 지탱되고 있는 것이 아니기 때문에 처지거나 모양이 망가지기 쉽다. 그런 가슴을 예쁘게 유지하기 위해서는 브래지어라는 제2의 피부로 떠받치는 것이 무척 중요하다. 말 그대로 제2의 피부이기 때문에 목욕이나 마사지 외의 시간에는 항상 착용하여 바스트 위치를 유지하자.

집에 돌아오면 브래지어를 벗어버리는 사람이 많은데 노브라는 가슴이 처지는 주요 원인이 된다. 아름다운 가슴을 유지하고 싶다면 집에 있을 때는 물론 자는 동안에도 브래지어를 착용해야 한다.

다만, 집에서 쉴 때나 잘 때는 가슴 주변의 혈액순환이 나빠지지 않도록 노와이어 제품을 착용하는 것이 좋다.

자신에게 꼭 맞는 브래지어를 착용하는 것만으로도 톱 바스트의 위치와 높이가 올라간다. 그 상태로 피부가 재생되면 가슴 모양 자체가 예뻐지는 것이다. 가슴을 이상적인 모양으로 자리 잡게 만드는 것, 그것이 또 하나의 피부인 브래지어의 역할인 것이다.

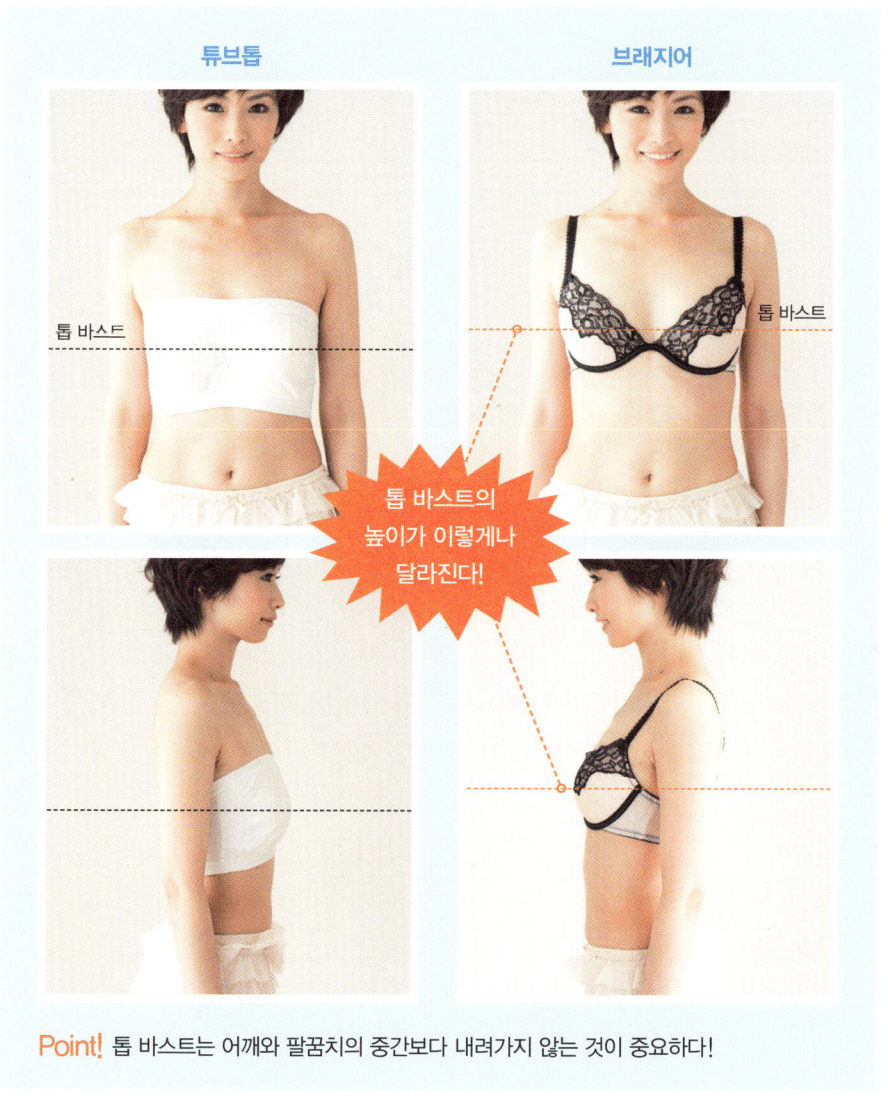

Point! 톱 바스트는 어깨와 팔꿈치의 중간보다 내려가지 않는 것이 중요하다!

**한 컵 큰 브래지어를 사라**

# 가슴이 성장할 수 있는
# 공간이 필요하다

브래지어를 선택할 때 가장 중요한 것은 무엇일까? 작은 얼굴 예쁜 가슴 운동을 하고 있는 사람에게 가장 중요한 것은 사이즈다. 딱 맞는 브래지어를 착용하면 가슴이 클 수 있는 여유 공간이 없기 때문에 큰 효과를 보기 어렵다. 그래서 나는 고객들에게도 한 컵 큰 브래지어를 권하고 있다.

처음에는 여유 있는 브래지어라도 작은 얼굴 예쁜 가슴 운동을 꾸준히 하다 보면 점점 딱 맞는 사이즈가 될 것이다. 그렇게 되면 아까워하지 말고 다시 한 컵 더 큰 브래지어로 구입하자.

또 브래지어를 살 때 사이즈만 확인하지 말고 반드시 시착해볼 것을 권한다. 같은 사이즈의 브래지어라도 브랜드나 디자인에 따라 크기가 조금씩 다르기 때문이다. 인터넷으로 구매하는 경우에도 맞지 않으면 무조건 반품해야 한다. 그리고 모양이 잘 맞는 브랜드를 발견하면 단골이 되는 것도 좋은 방법이다.

물론 브래지어를 선택할 때 모양도 중요한 포인트가 된다. 어깨끈의 위치와 두께, 날개의 높이 등 다양한 요소가 있지만 그것은 뒤에서 자세히 설명하도록 하자.

하루 종일 착용하는 만큼 브래지어 선택법 하나로 가슴의 운명이 크게 달라지니 반드시 재점검하자.

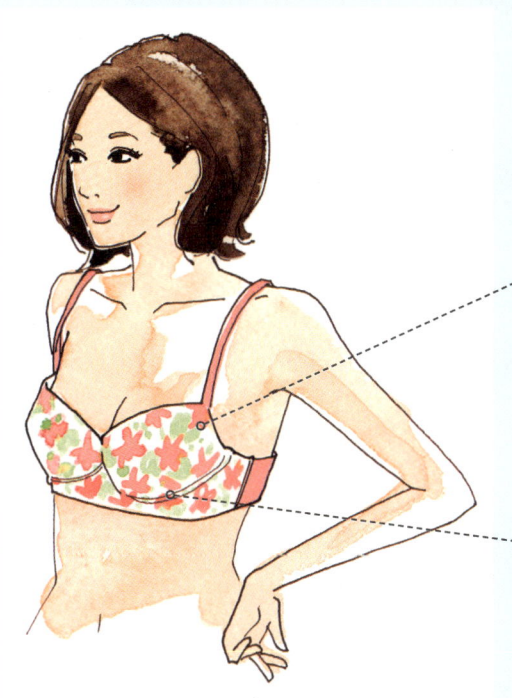

## 사이즈 선택의 2가지 포인트!

### 컵은 크게
사이즈가 고민된다면 컵이 큰 쪽을 고른다. 처음에는 컵이 뜨지만 점차 딱 맞는 사이즈가 될 것이다. 어깨끈을 조정해 가슴이 컵 안에서 흔들리지 않도록 한다.

### 언더는 딱 맞게
언더 바스트는 딱 맞는 사이즈를 골라야 하지만, 지나치게 꽉 조이면 혈액과 림프의 흐름이 나빠지므로 주의하자.

### 이런 브래지어는 지금 당장 버리자!
지금 당장 버려야 하는 브래지어는 어깨끈이 없는 브래지어다. 튜브톱은 물론 접착식 브라도 마찬가지다. 이런 브래지어는 가슴을 짓눌러 모양을 망가뜨린다. 마찬가지로 어깨끈이 너무 얇은 브래지어는 가슴을 지탱하지 못하기 때문에 가슴 처짐의 원인이 된다. 또한, 2년 이상 사용한 낡은 브래지어도 과감히 쓰레기통에 버리자!

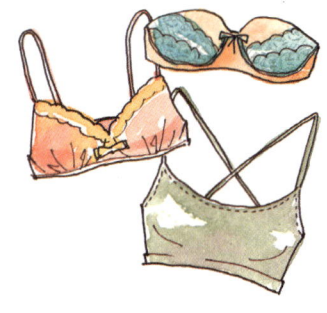

베스트 브래지어를 찾아라!

# 예쁜 가슴 만들어주는
## 브래지어 선택법

브래지어는 자신의 가슴에 맞느냐 안 맞느냐가 가장 중요하다. 하지만 반드시 지켜야 할 조건이 몇 가지 있다. 수많은 브래지어 중에서 베스트 브래지어를 찾기 위해 꼭 알아두자.

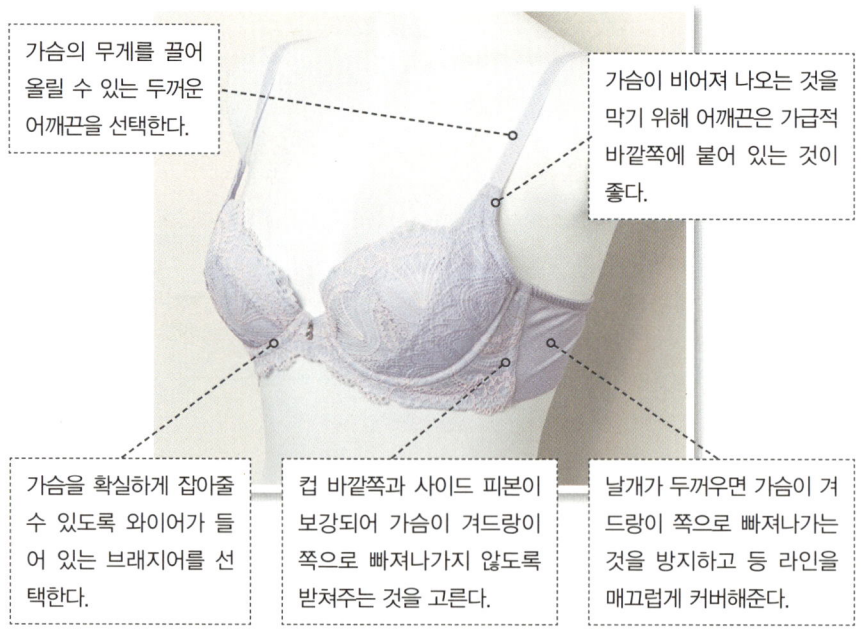

가슴의 무게를 끌어 올릴 수 있는 두꺼운 어깨끈을 선택한다.

가슴이 비어져 나오는 것을 막기 위해 어깨끈은 가급적 바깥쪽에 붙어 있는 것이 좋다.

가슴을 확실하게 잡아줄 수 있도록 와이어가 들어 있는 브래지어를 선택한다.

컵 바깥쪽과 사이드 피본이 보강되어 가슴이 겨드랑이 쪽으로 빠져나가지 않도록 받쳐주는 것을 고른다.

날개가 두꺼우면 가슴이 겨드랑이 쪽으로 빠져나가는 것을 방지하고 등 라인을 매끄럽게 커버해준다.

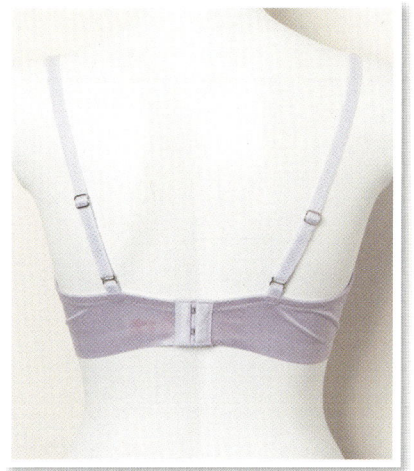 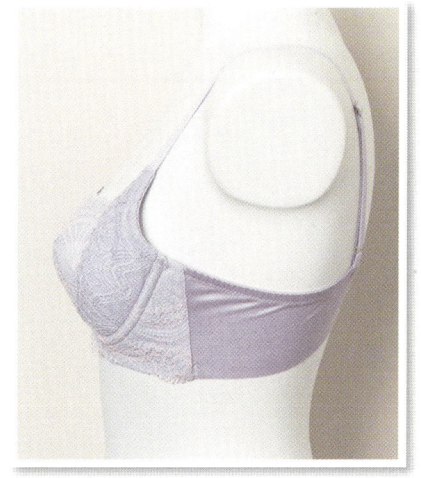

**Back** 작은 얼굴 예쁜 가슴 운동을 하면 언더바스트도 날씬해지므로 미세하게 조절할 수 있는 후크를 권장한다.

**Side** 컵 주변의 군살도 가슴으로 자리 잡게 하기 위해서는 날개 폭이 넓은 것을 고른다.

## 이런 브래지어는 노와이어라도 OK

내 베스트 브래지어 중 하나다. 와이어가 들어 있지 않지만 옆·뒤 날개 부분이 굉장히 넓기 때문에 잡아주는 힘이 뛰어나다. 또한, 앞 후크 방식이라 가슴골도 잘 만들어준다. 와이어가 불편한 사람은 이런 브래지어를 고르자.

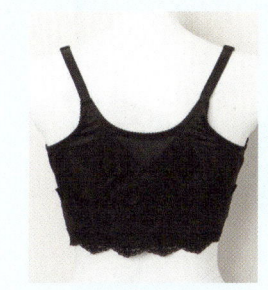 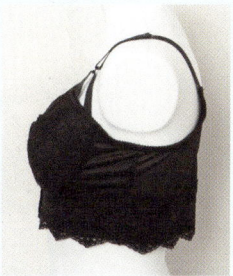 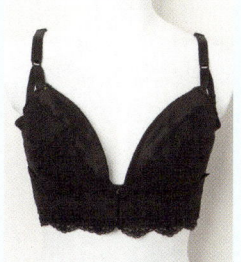

Back     Side     Front

# 예쁜 가슴을 위한 추천 브래지어

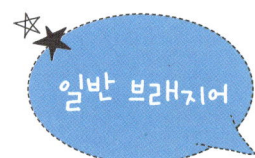
일반 브래지어

내가 실제로 사용하고 있는 추천 브래지어다. 잡아주는 힘이 좋아 가슴을 아름답게 만들어준다.

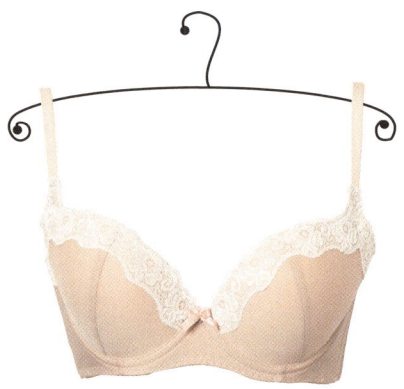

**군살까지 모아주는 브라(누드) • PJ**
폭이 넓은 날개가 군살까지 컵 안으로 모아준다. 사이드에 미끄럼 방지 효과가 있어서 볼륨 유지에 탁월하다.

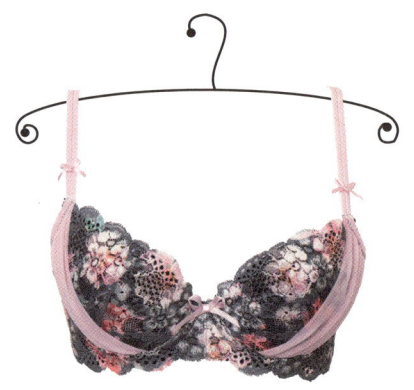

**볼륨패드 시크릿 가든 브라(차콜) • PJ**
꽃무늬와 망사원단이 사랑스러움을 더한다. 컵 안쪽에는 두툼한 패드가 들어 있어 볼륨 있는 가슴골을 만들어준다.

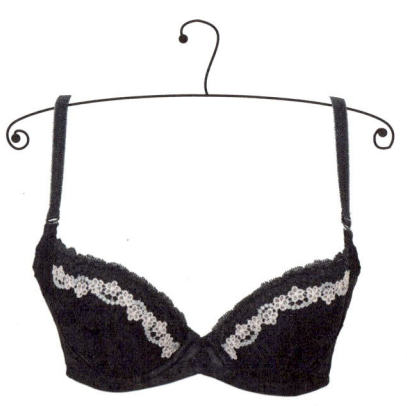

**스타일 업 브라(네이비) • Amos's style by Triumph**
볼륨 있는 가슴골을 만들면서 옆 받침이 겨드랑이 살까지 확실하게 모아줘 날씬해 보이는 효과까지 있다.

★추천 브래지어로 일본 제품이 소개되었으나, 동일 브랜드의 국내 제품을 찾아보거나 제품 구입 시 고려할 특성으로 참고하자.

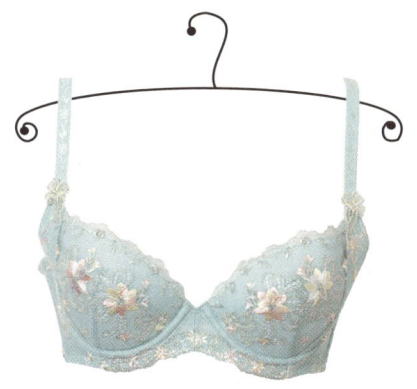

**천사의 브라 슬림 라인 • Triumph**

겨드랑이에 핏 되어 확실하게 모아주는 엔젤 슬림 시트와 한 겹 덧댄 날개가 옆구리 살을 매끈하게 커버해준다. 통기성이 뛰어나 산뜻한 착용감이 특징이다.

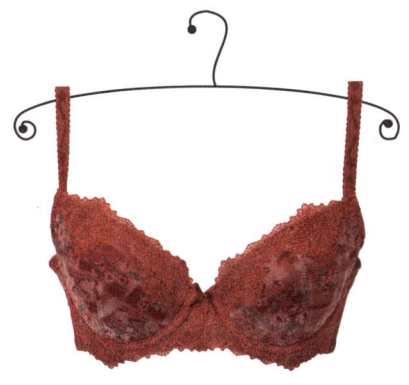

**천사의 브라 최상의 가슴골 • Triumph**

컵 겨드랑이와 날개의 '지그재그 키퍼'와 '3D 소프트 패드'가 최상의 가슴골을 만들어준다. 흘러내리지 않는 어깨끈 등 디테일까지 신경 썼다.

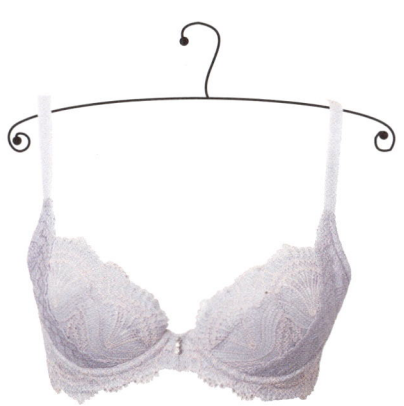

**셰이프 센세이션 브라 • Triumph**

스타일과 착용감을 동시에 추구했다. 겨드랑이서부터 가슴을 모아서 깔끔한 가슴라인을 만들어준다.

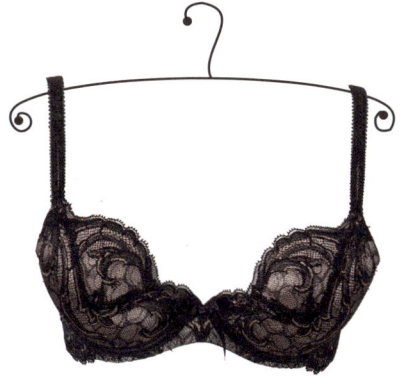

**트라이엄프 Cest ca 471 • Triumph**

컵 상단 물결모양 몰드와 저중심 패턴으로 가슴을 옆에서부터 확실히 모아준다. 예쁜 가슴골을 만들어주어 파인 옷을 입을 때 좋다.

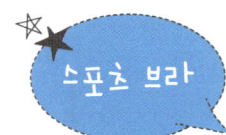

### 스포츠 브라

운동용 브래지어는 가슴이 흔들리지 않도록 하는 것이 중요하다. 잡아주는 힘을 중시하여 고르자.

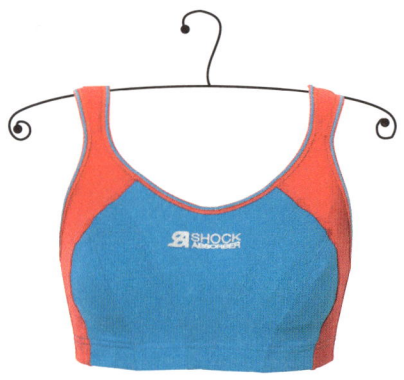

**Shock Absorber 멀티 스포츠 서포트(블루/핑크)・Shock Absorber(ROVEX)**
흡습속건성이 뛰어난 두꺼운 패널 컵이 가슴을 잡아준다. 풀 오픈 가능한 뒤판에는 3단계로 조절이 가능한 어저스터 후크가 있어서 몸에 꼭 맞는다.

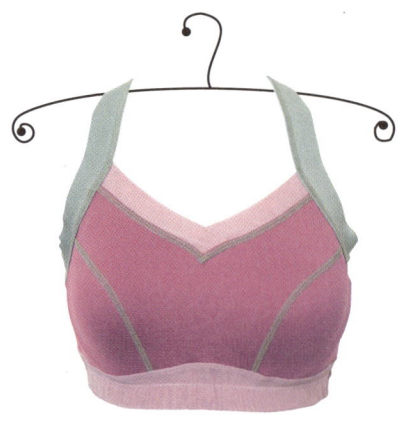

**엑서사이즈 브라II(라즈베리)・PJ BODY STUDIO**
가슴의 흔들림을 확실하게 잡아주는 탱크톱이다. 백크로스의 넓은 끈으로 흘러내릴 염려도 없으며 흡습속건성도 뛰어나다.

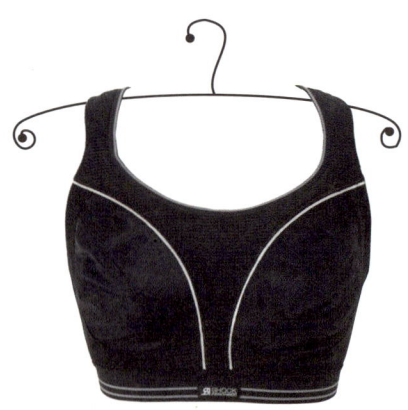

**Shock Absorber 런 브라(블랙/실버)・Shock Absorber(ROVEX)**
러닝 시 발생하는 8방면 흔들림을 78%나 줄여준다(2009UK포츠머스대학 실증). 포츠머스대학교의 연구를 바탕으로 개발되었다. 어깨끈도 취향에 따라 조절할 수 있다.

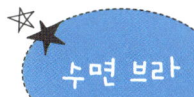
**수면 브라**

집에서 쉴 때나 잘 때도 브래지어는 반드시 착용해야 한다. 가슴을 압박하지 않고 지탱해주는 브래지어를 권장한다.

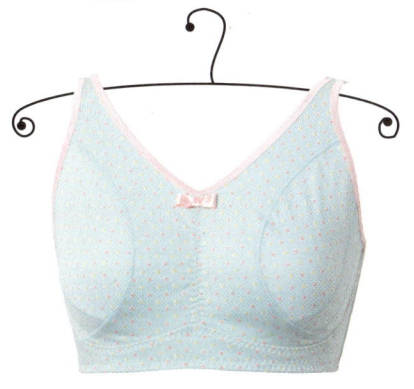

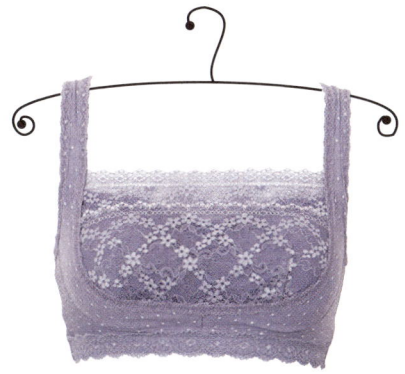

**PWCO@L 나이트 업 브라(민트 도트) · PJ**
사이즈에 맞춘 설계로 가슴을 적절한 위치로 편하게 안정시켜주는 브래지어다. 가슴을 압박하지 않고 고정시켜주기 때문에 숙면할 수 있다.

**가사용 브라(그레이시 퍼플) · BelleMaison**
가슴 부분에 있는 U자형 패널이 확실하게 가슴을 끌어 올려 아름다운 가슴라인을 만들어 준다. 활동적으로 움직여도 쾌적한 핏을 선사하는 착용감 만점의 브래지어다.

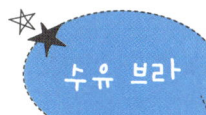
**수유 브라**

출산 후 커진 가슴을 지탱해줄 수 있는 홀드 업 기능이 중요하다. 압박감이 싫은 사람은 일상용으로 착용해도 좋다.

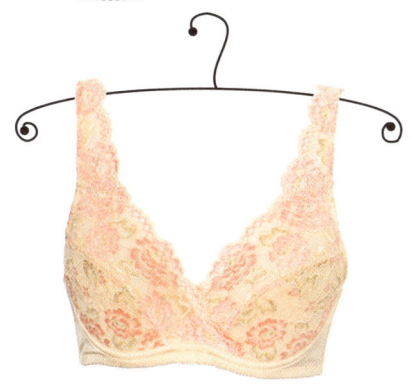

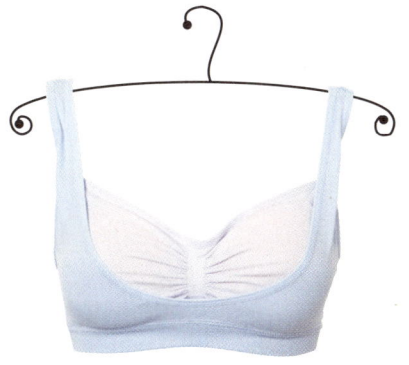

**L자형 와이어 크로스 오픈 브래지어(크림) · BelleMaison**
유선을 압박하지 않고 가슴라인을 잡아주는 L자형 소프트 와이어가 들어 있다. 컵 교차 부분만 내리면 쉽게 수유할 수 있어서 편안하다.

**마마라보 락락 피트 하프 톱(삭스 블루) · 아카짱 혼포**
사이드 부분에는 파워넷 원단이 덧대져 가슴에 확실하게 핏 된다. 언더 바스트는 신축성이 좋은 소재로 압박 스트레스가 적다.

# 가슴 미인을 완성시키는 브래지어 착용법

사이즈가 맞아도 착용 방법이 잘못되면 예쁜 가슴을 만들기가 어렵다. 겨드랑이 살을 가슴으로 밀어 넣거나 가슴을 위로 향하게 하기 위해서는 브래지어 착용법이 무척 중요하다.

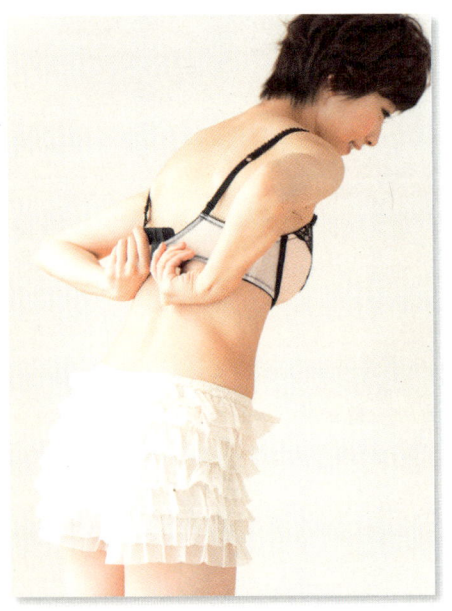 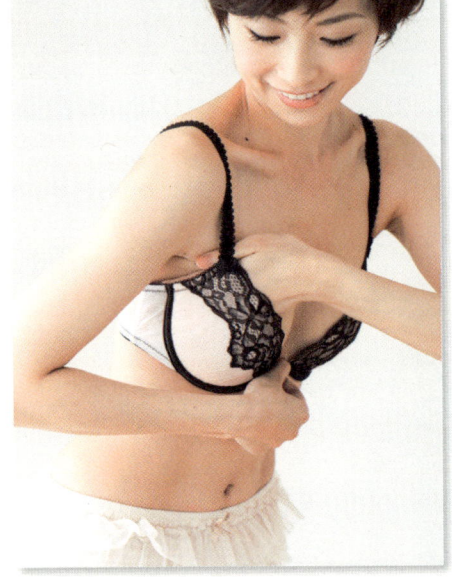

### 1 몸을 앞으로 숙이고 후크를 잠근다.

어깨끈을 끼운 다음 상체를 앞으로 살짝 숙이고 가슴을 컵 안에 넣는다. 그대로 후크를 잠근다. 나중에 다시 조절하겠지만 브래지어의 앞쪽보다 뒤쪽이 살짝 내려가도록 착용한다.

### 2 가슴 주위의 살을 컵 안으로 밀어 넣는다.

몸을 앞으로 숙인 채 컵 밖으로 비어져 나온 살들을 컵 안으로 밀어 넣는다. 톱 바스트의 위치가 높아지도록 가급적 위로 모아준다.

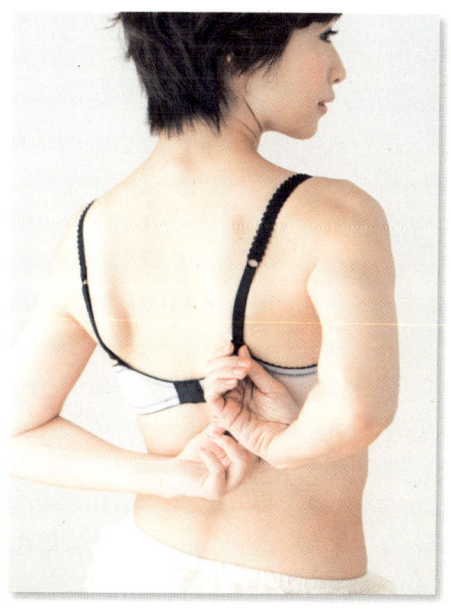
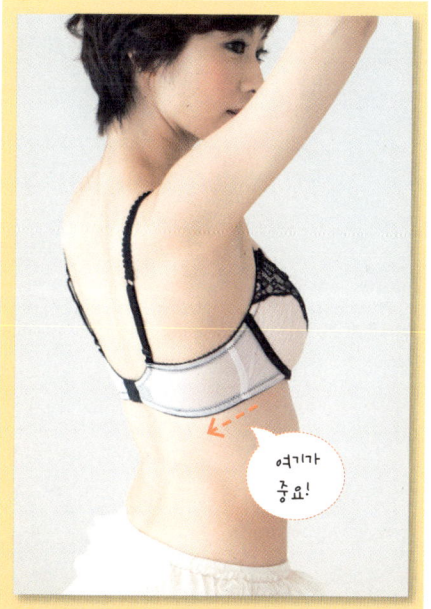

여기가 중요!

## 3 몸에 맞춰 어깨끈을 조절한다.

어깨끈이 느슨하면 가슴이 흔들려서 처지기 쉽다. 반대로 어깨가 짓눌릴 정도로 꽉 조이면 어깨 결림의 원인이 된다. 거울을 보면서 딱 맞도록 세심하게 조절하자.

## Check 브래지어 뒤쪽이 내려가도록 조절한다.

마지막으로 브래지어 뒤쪽이 앞쪽보다 낮아지도록 조절한다. 앞쪽을 움직이면 다시 살이 비어져 나오므로 반드시 뒤쪽을 내려서 조절한다. 이렇게 하면 봉긋 솟은 가슴에 가까워진다.

## 브래지어 Q&A

> 나는 제대로 알고 있을까?

매일 착용하고 있지만 의외로 잘 모르는 브래지어의 기본. 당연하게 하고 있는 행동이 사실은 잘못된 행동일지도 모른다. 아름다운 가슴을 위해 브래지어 선택과 관리의 고수가 되자.

**Q** 브래지어는 어떻게 세탁해야 할까?

브래지어는 정교한 장식이 달려 있거나 레이스 또는 망사처럼 쉽게 늘어나는 소재가 사용되기 때문에 굉장히 섬세한 아이템이다. 손세탁이 이상적이지만 바쁠 때는 귀찮기 마련이다. 세탁기를 이용해도 상관없지만 반드시 망을 사용하자. 거친 세탁은 모양을 망가뜨리는 원인이 되므로 주의한다.

### 손세탁

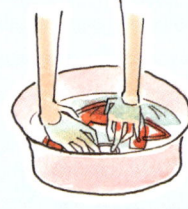

미지근한 물에 세제를 풀고 물속에서 가볍게 흔들거나 눌러서 세탁한다. 비벼 빠는 것은 금물이다.

→

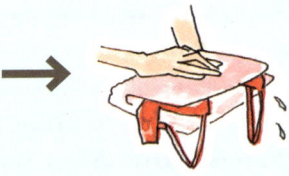

세제가 남지 않도록 잘 헹군 다음 마른 수건 사이에 브래지어를 끼우고 물기를 없앤다. 망에 넣어 가볍게 탈수해도 좋다.

↓

### 세탁기

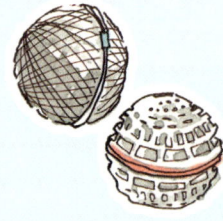

세탁기로 빨 때는 반드시 브래지어 전용망에 넣어서 세탁한다. 일반 의류와 함께 빨아도 되지만 가급적 부드러운 의류와 함께 빤다.

→

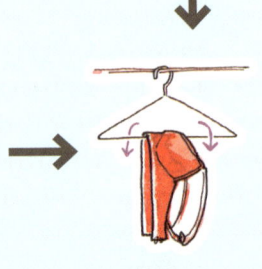

컵 모양을 정돈한 다음 컵과 컵 사이를 행어에 끼워서 말린다. 직사광선을 받으면 색이 바래므로 그늘에서 말린다.

## Q 브래지어는 언제 교체해야 할까?

일반적으로 브래지어의 수명은 2년 정도다. 다만, 착용 빈도나 브래지어의 소재에 따라 달라질 수 있다. 보통 1주일에 한 번 정도 착용하고 세탁을 잘 했을 때 최대 2년 정도 사용할 수 있다. 하지만 와이어가 휘거나 날개가 느슨해지면 사용 기간에 상관없이 그 브래지어의 수명은 끝난 것이다. 가슴을 제대로 지탱할 수 있느냐 없느냐가 관건이다.

## Q 한 번밖에 안 입었는데 꼭 빨아야 할까?

브래지어가 상하지 않도록 몇 번 착용한 다음에 세탁하는 사람이 있다. 하지만 피부에 직접 닿는 것이므로 매번 세탁할 것을 권장한다. 가슴도 땀을 흘리기 때문에 매일 빨지 않으면 브래지어는 누렇게 변색된다. 또한, 청결하지 않은 브래지어를 착용하면 피부 트러블이 발생하기 쉽다. 브래지어는 소모품이므로 아까워하지 말고 부지런히 세탁하자.

## Q 비싼 브래지어가 좋다?

레이스 등의 장식 때문에 비싼 브래지어도 많기 때문에 비싸다고 해서 반드시 좋은 브래지어는 아니다. 반면 너무 저렴한 브래지어는 쉽게 늘어나서 얼마 못 쓰고 버리게 되는 경우도 많다. 결국 가격보다 중요한 것은 자신의 가슴에 맞는 것이다. 구두와 마찬가지로 가슴과 브래지어에도 궁합이 있기 때문에 자신에게 맞는 브랜드를 찾는 것이 중요하다.

## Q 유두가 쓸려서 아픈 것은 브래지어가 맞지 않기 때문이다?

브래지어가 문제라기보다 가슴이 컵 안에서 흔들리는 것이 원인이다. 먼저 가슴이 흔들리지 않도록 어깨끈을 조절해보자. 그래도 쓸린다면 컵 모양이 맞지 않는 것일지도 모른다. 피부가 예민한 사람이라면 화학섬유 소재가 맞지 않을 가능성도 있다. 코튼이나 실크 등 자연 소재의 브래지어로 바꾸면 개선될 것이다.

## Chapter 3

# 탱탱하게 탄력 높이는 바스트 스킨케어

**가슴에 윤기와 촉촉함을 더한다!**

# 스킨케어로
# 탄력 있는 가슴을 만든다

작은 얼굴 예쁜 가슴 운동은 크고 예쁜 가슴을 만들어준다. 하지만 그것만으로는 완벽하게 아름다운 가슴이라고 할 수 없다. 애써 키운 가슴이 거칠고 푸석하다면 매력이 반감되기 때문이다.

피부는 공기와 접촉하는 부분일수록 건조해지기 쉽다. 상대적으로 노출이 적은 가슴은 원래 건조해지기 쉬운 부위는 아니다. 하지만 그렇기 때문에 방심하고 스킨케어를 게을리하게 되는 경우가 많다.

더욱 아름다운 가슴을 원한다면 꼼꼼한 스킨케어로 가슴을 윤기 있고 촉촉하게 가꿔야 한다. 촉촉함을 더하는 것은 피부 재생에도 도움이 된다. 앞서 말했듯이 겨드랑이에 비어져 나온 살을 가슴으로 만들려면 피부 재생이 중요하다.

또한, 옷차림이 가벼워지는 계절에는 데콜테의 노출이 늘어나므로 자외선 차단도 확실하게 해야 한다. 얼굴과 마찬가지로 데콜테도 자외선에 노출되면 기미가 생기고 콜라겐이 파괴되어 탄력을 잃게 된다.

레저용이 아닌 일반 보디 선크림은 페이스용만큼 자외선 차단 효과가 높지 않다. 자외선이 강한 날에는 페이스용이나 레저용 선크림을 쓰도록 하자. 또한, 베이스 겸용 선크림에는 피부 톤을 보정하는 효과가 있어 데콜테를 더욱 예뻐 보이게 만든다.

정기적인 가슴 케어는 유방암의 조기발견에도 도움이 된다. 생리 주기에 따른 가슴 상태를 파악하고, 변화를 감지했다면 반드시 전문의와 상의하자.

## 가슴에 탄력을 더하는 스킨케어법

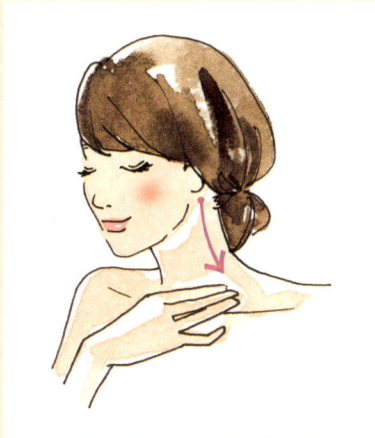

**1** 각 과정마다 오일을 바르면서 실시한다. 먼저 목부터 시작한다. 림프의 흐름을 돕기 위해 위에서 아래 방향으로 손을 움직인다. 목주름 케어에도 도움이 된다.

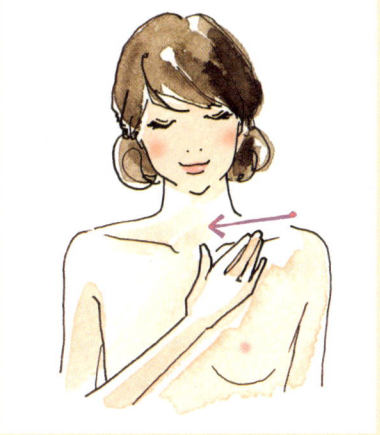

**2** 다음은 양쪽 쇄골 윗부분을 케어한다. 쇄골 바로 위의 움푹 팬 부분을 바깥쪽에서 안쪽 방향으로 마사지한다.

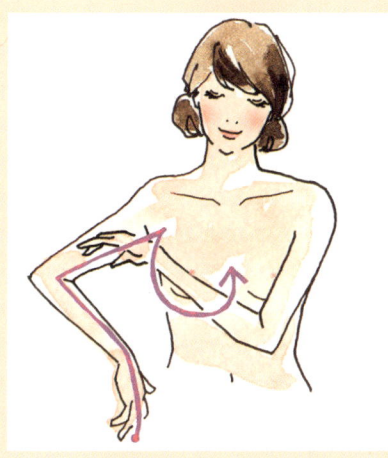

**3** 손등에서부터 겨드랑이 밑까지 주물러준 다음 가슴 하부를 지나 가슴 중앙까지 주무른다. 한쪽당 2~3회가 적절하다.

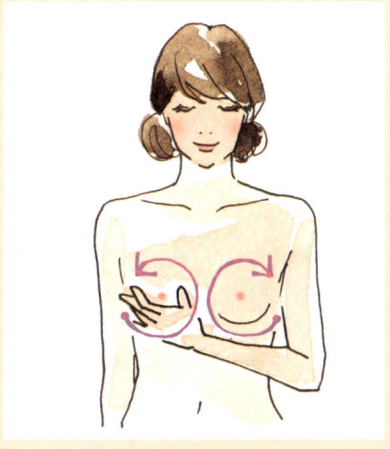

**4** 원을 그리듯이 가슴 전체를 마사지하면서 보습해준다. 바깥쪽에서 시작해 점점 원을 작게 그리면서 수분이 빠져나가지 않도록 한다.

**한층 매력 있는 가슴 만들기**

# 가슴이 좋아하는
# 전용 화장품을 쓰자

나는 천연 재료의 화장품을 좋아한다. 그래서 가슴에도 식물성 원료나 천연성분으로 만들어진 제품을 주로 사용하는데, 특히 오가닉 오일을 애용한다. 마사지 오일에 에센셜 오일을 몇 방울 섞어서 사용하면 긴장과 피로를 풀 수 있다. 여성호르몬 밸런스를 조절한다고 알려진 클라리 세이지나 일랑일랑 등의 에센셜 오일을 추천한다. 피부가 예민한 사람도 화학성분이 들어가지 않은 오가닉 오일이나 시어버터는 안심하고 사용할 수 있을 것이다.

가슴 전용 크림에는 탄력과 광채를 높여주는 미용성분이 함유된 제품이 많아서 편리하게 사용할 수 있다. 개중에는 여성호르몬과 비슷한 작용을 하는 성분이 첨가되어 가슴을 커지게 하는 제품도 있다. 하지만 화장품만으로 가슴을 키우기는 어려우므로 별로 기대하지 않는 편이 좋다.

한편, 임신 중에는 가슴이 점점 커지기 때문에 제대로 케어하지 않으면 임신선이 생겨버린다. 평소 이상으로 꼼꼼하고 세심한 케어가 필요하다. 임신선 케어는 배 위주로 하는 경향이 있어서 가슴이나 허리 주변은 깜박하고 잊어버리는 사람이 많다. 한번 생겨버린 임신선을 완전히 지우기란 어렵다. 그러므로 조금 아까운 생각이 들 만큼 오일과 크림을 듬뿍 바를 것을 권장한다.

윤기 나는 가슴은 여성스러운 매력을 높여줄 뿐만 아니라 빛을 반사해 더욱 커 보이게 한다.

## 바스트 스킨케어에 추천하는 천연 화장품

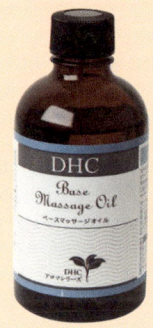

**DHC 베이스 마사지 오일(무향)** • DHC • 100ml
버진 올리브 오일, 호호바 오일, 콩 오일 등의 식물 추출 미용 오일을 블렌딩했다. 매끄럽고 발림성이 좋은 마사지 전용 베이스 오일이다.

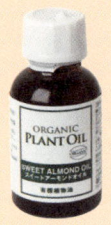

**유기농 스위트 아몬드 오일** • 생활의 나무 • 25ml
유기농 재배로 수확한 스위트 아몬드를 사용했다. 아름다운 피부에 빼놓을 수 없는 올레산을 듬뿍 함유하고 있다. 자외선이 강한 날이나 건조한 계절에 사용하면 좋다.

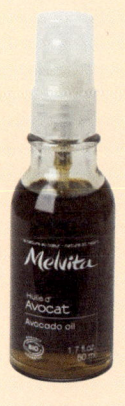

**멜비타 오가닉 아보카도 오일** • 멜비타 • 50ml
뷰티 푸드로도 유명한 아보카도 과육에서 추출한 오일이다. 항산화 작용이 뛰어난 올레산과 신진대사에 빼놓을 수 없는 비타민A 등 미용성분이 가득 들어 있다.

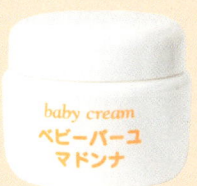

**베이비 마유 마돈나 크림** • 마돈나 • 25g
마유와 오가닉 팔마 로사 오일로 만들어진 100% 천연 크림이다. 갓 태어난 아기에게 발라도 될 만큼 피부에 부드러운 롱 셀러 아이템이다.

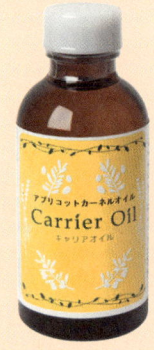

**아프리콧 커넬 오일** • 자연화장품 연구소 • 140ml
살구 씨에서 추출한 오일이다. 피부 친화력이 좋고 오일산과 비타민, 미네랄이 풍부해 페이셜 마사지에 자주 사용된다.

놓치기 쉬운 부분까지

# 디테일도 꼼꼼하게, 유두 케어

유두는 다른 부위보다 민감하기 때문에 건조함으로 인한 가려움이 발생하는 경우가 많다. 유두가 가려울 때는 먼저 브래지어를 재점검해보자. 가슴이 흔들리면 브래지어와 마찰이 발생하여 가려운 경우도 있기 때문이다.

가슴을 키우기 위해서는 컵에 여유가 있는 브래지어를 선택하는 것이 중요하다. 하지만 가슴 흔들림에는 주의해야 한다. 유두가 쓸릴 뿐만 아니라 가슴 처짐의 원인이 되기 때문이다. 가슴이 흔들리지 않도록 어깨끈을 조절하자.

또한, 보습을 할 때도 유두는 무척 예민한 부위이므로 가능한 한 천연 제품을 사용하도록 하자. 보통 수유 중인 여성의 유두 케어로 마유를 추천하는데 임신, 수유 중이 아니라도 건조가 심하면 보습 효과가 높은 마유를 사용해보자.

유두의 미백 케어에 대한 질문도 자주 받는데, 유두가 거무스름한 것은 여성호르몬이 제대로 분비되고 있는 성숙한 여성이라는 증거다. 원래 색소가 적어서 어른이 된 다음에도 유두가 핑크색인 사람도 있지만 일반적으로 동양 여성은 성인이 되면 유두가 거무스름해지는 것이 정상이다. 결코 부끄러워할 일이 아니다.

다만, 마찰에 의한 색소침착인 경우에는 마찰 자극을 없애면 색이 옅어지기도 한다. 유두도 피부와 마찬가지로 마찰 자극을 받으면 이를 방어하기 위해 멜라닌색소를 대량으로 만들어 유두를 검게 만들기 때문이다. 하지만 기본적으로 유두는 다소 거무스름한 것이 정상이므로 미백보다는 보습 케어가 먼저다.

### 디테일까지 촉촉한 유두 케어법

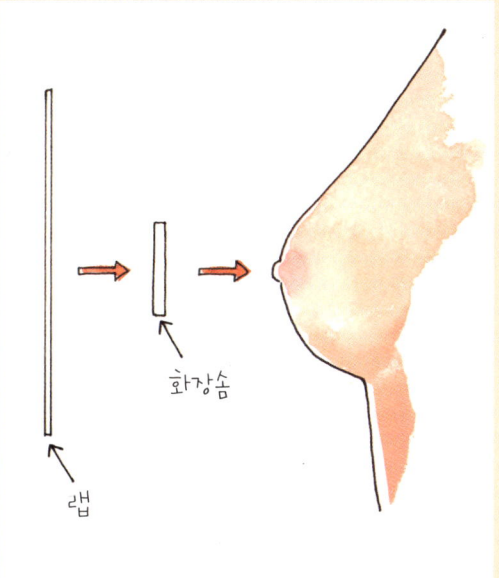

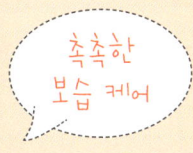

촉촉한 보습 케어

#### 천연성분 화장수로 촉촉 수분팩

유두가 건조해서 가렵고 껍질이 벗겨질 때는 보습팩을 하자. 100% 코튼 화장솜을 천연성분 화장수에 듬뿍 적셔 유두에 붙이고 그 위를 랩으로 감싼다. 3분 정도가 적당하다. 장시간 방치하면 오히려 건조해지므로 주의하자. 팩을 한 다음에는 천연성분 크림이나 오일로 막을 씌우듯 덧바른다.

각질 & 피부 톤 케어

#### 원유로 부드럽게 유두 필링

마찰에 의한 색소침착은 소프트 필링으로 케어할 수 있다. 볼 위에 커피 필터 등의 거름종이를 씌운 체를 얹은 뒤 요거트를 붓는다. 그런 다음 냉장고에 하룻밤 놔두면 볼에 투명한 액체가 걸러진다. 이 액체로 유두를 부드럽게 마사지하듯이 필링하면 된다. 얼굴에도 사용할 수 있다.

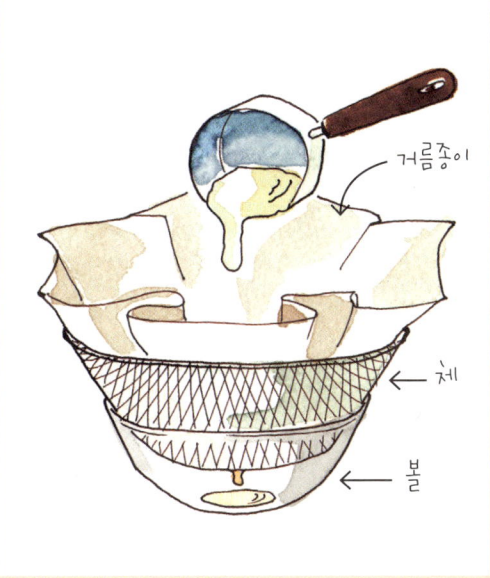

혈액순환 돕는 바스트 케어!

# 말캉말캉한 가슴 만드는
## 보온 케어

혈액순환이 좋아지면 가슴이 커지기 쉬울 뿐만 아니라 피부에 윤기와 탄력이 생긴다. 혈액순환을 돕기 위해서는 마사지와 운동 그리고 보온이 무척 중요하다. 몸을 따뜻하게 하는 방법은 목욕이 기본이지만 목욕만으로 가슴까지 따뜻해지지 않는다면 스팀 타월로 집중 보온하자.

이때 주의해야 할 점은 자세이다. 누워서 편하게 하고 싶겠지만 브래지어도 하지 않은 채 누워버리면 가슴 모양이 망가져버리니 앉은 채로 실시하는 것이 중요하다. 그리고 효과를 높이려는 마음에 장시간 실시하면 타월이 식어서 역효과를 내므로 주의하자.

또한, 찜질 후 물기가 남아 있으면 피부의 열을 앗아가므로 물기를 꼼꼼히 닦아내는 것도 중요하다. 그런 다음 오일로 보습하고 옷을 입어 온도를 높인다. 반신욕을 할 때는 가슴에 물이 닿지 않으므로 입욕 중 가슴 스팀 타월을 함께 하는 것도 권장한다.

## 스팀 타월 만드는 법

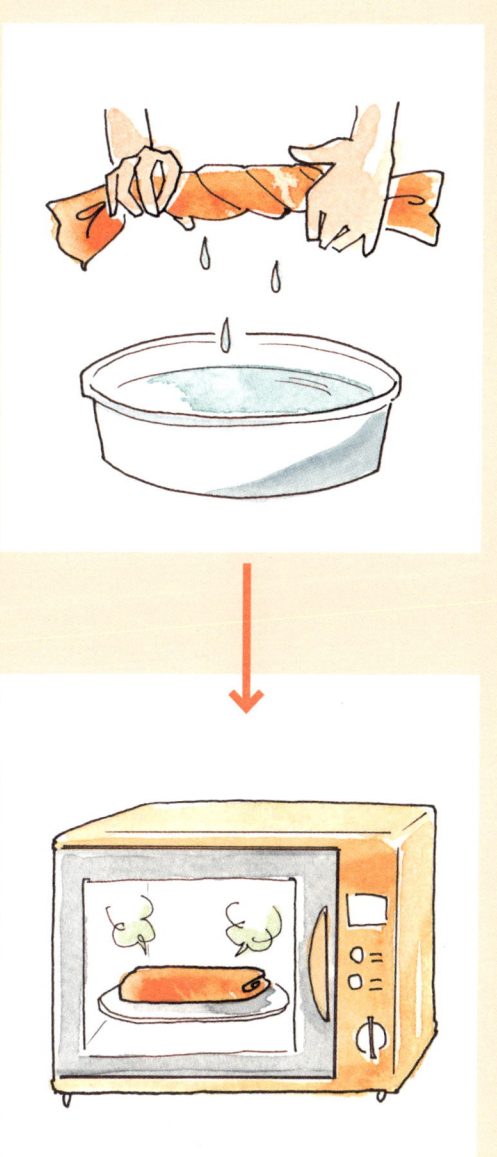

타월이 작으면 금방 식어버리므로 가급적 큰 타월을 준비한다. 그런 다음 타월 속까지 물에 충분히 적신다.

가볍게 물기를 짠 다음 전자레인지에 돌린다. 타월의 크기에 따라 시간이 다르므로 1분 정도 돌린 다음 만져보고 시간을 조절한다. 타월이 충분히 데워졌으면 펼쳐서 살짝 식힌 다음 사용한다.

### 예쁜 가슴으로 성장하는 스팀 타월 보온법

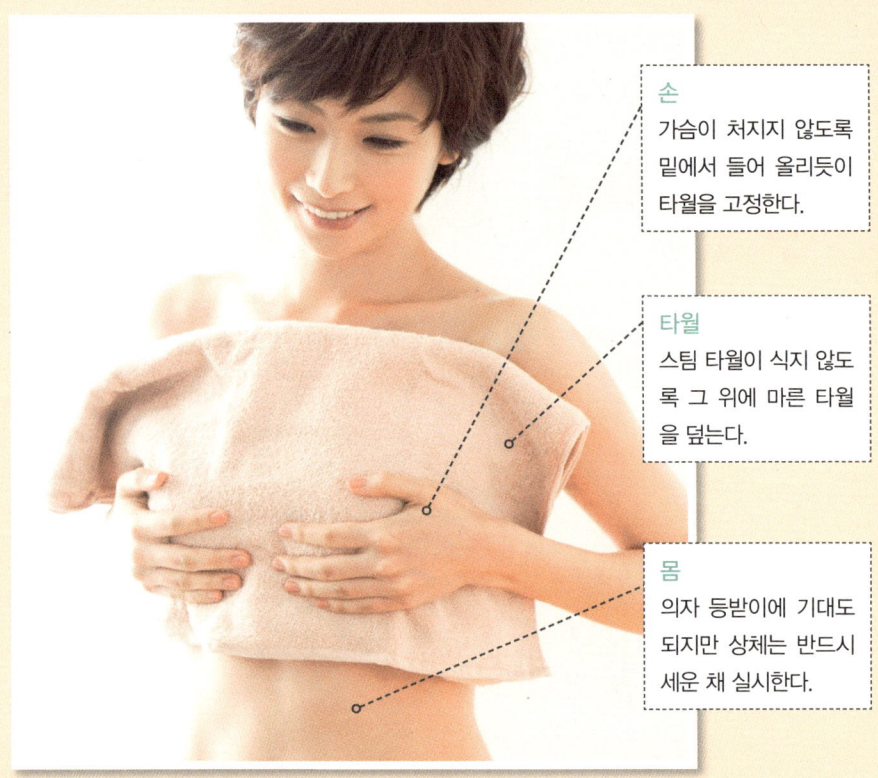

**손**
가슴이 처지지 않도록 밑에서 들어 올리듯이 타월을 고정한다.

**타월**
스팀 타월이 식지 않도록 그 위에 마른 타월을 덮는다.

**몸**
의자 등받이에 기대도 되지만 상체는 반드시 세운 채 실시한다.

**앉아서 해야 가슴 처짐을 방지할 수 있다**

스팀 타월을 가슴에 대고 그 위에 마른 타월을 덮어 가슴을 들어 올리듯이 타월을 고정한다. 보통 5분 정도가 적당하지만 그전에 타월이 식는 것이 느껴지면 그만둔다. 스팀 타월을 할 때는 체온이 떨어지지 않도록 카디건 등을 걸치도록 하자. 타월 대신 젤 팩을 이용해도 좋다.

**운동 효과 UP!**

# 머리-등-가슴으로 이어지는
# 두피 케어

앞에서도 말했듯이 가슴은 등에서부터 끌어 올리는 것이 중요하다. 바른 자세를 유지하고, 뭉친 등 근육을 풀어주고 단련하면 가슴이 저절로 올라간다. 하지만 두피가 굳어 있으면 그 효과는 반감된다. 등 근육이 풀리면 두피도 부드러워지지만 스트레스나 수면 부족, 노화 등의 원인으로 두피가 굳는 경우도 있으므로 별도의 두피 관리가 필요하다.

두피를 부드럽게 하는 데는 마사지가 가장 좋다. 머리 감는 방법만 바꿔도 쉽게 두피 마사지를 할 수 있다. 두피 마사지를 하면 얼굴도 리프트 업되고 근육 뭉침에 의한 두통이나 눈의 피로도 완화시킬 수 있다.

또한, 두피 마사지에는 스칼프 케어 효과도 있다. 나이가 들면 머리카락이 가늘어지고 윤기가 사라지는데 두피 모공에 쌓인 노폐물도 원인 중 하나라고 한다. 두피 마사지를 하면 노폐물이 깨끗이 제거되기 때문에 아름다운 머릿결을 얻을 수 있다.

업무시간에도 머리가 피곤하면 잠깐 짬을 내 마사지를 해보자. 두피는 보다 부드러워지고 기분도 상쾌해질 것이다.

## 두피 케어 준비하기

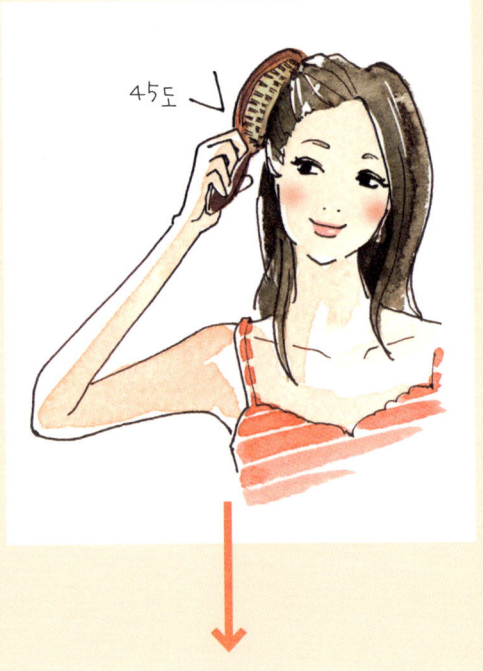

머리를 감기 전에 충분히 빗질을 해둔다. 쿠션감이 있는 브러시를 사용하면 마사지 효과도 높아져 노폐물이 잘 제거된다.

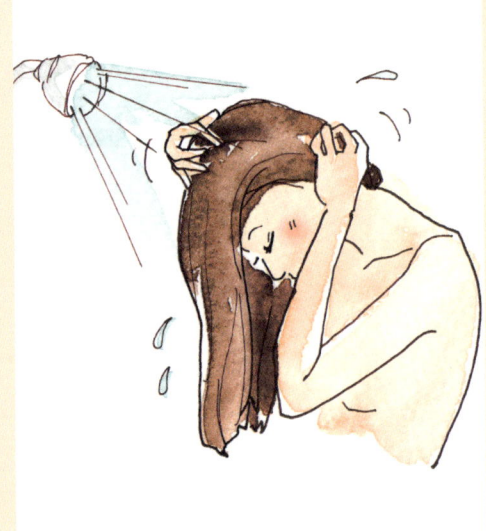

샴푸를 하기 전에 따뜻한 물로 두피를 충분히 적셔준다. 두피가 따뜻해지면 두피 케어 효과가 높아질 뿐만 아니라 노폐물도 잘 제거되어 아름다운 머릿결을 만들 수 있다.

## 작은 얼굴 예쁜 가슴 만드는 두피 케어

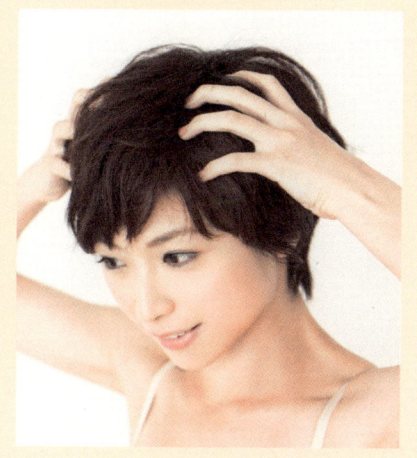

### 손가락으로 문지르듯이 마사지하면 안 된다

두피를 잡듯이 손가락을 고정하고 팔 전체를 움직여서 마사지하는 것이 기본이다. 손가락 위치를 조금씩 바꾸면서 두피 전체를 주물러 풀어주자.

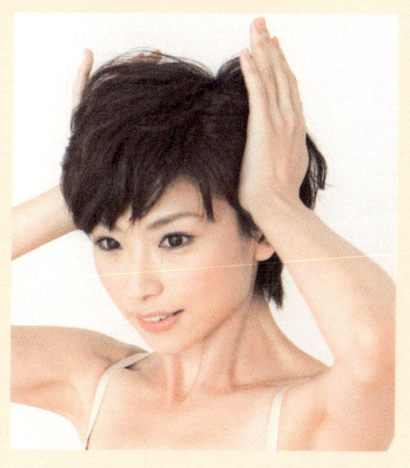

### 뭉치기 쉬운 측두부 근육을 풀어준다

측두부에는 얇은 근육이 붙어 있는데, 이 근육을 풀어주는 것이 작은 얼굴을 만드는 지름길이다. 측두부에 손바닥을 대고 전 단계와 마찬가지로 손바닥은 고정한 채 팔을 움직여서 풀어준다.

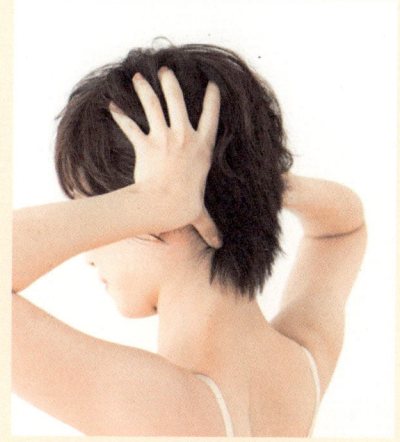

### 목 결림을 풀어 혈액순환을 촉진한다

목 결림을 풀어 두피의 혈액순환을 촉진한다. 목덜미의 움푹 팬 곳에 엄지를 대고 다른 손가락으로 머리를 잡듯이 고정한다. 엄지가 깊게 들어가도록 정수리 부분을 향해 힘을 준다.

**바스트 업을 위해!**

# 가슴이 좋아하는 음식을 먹자!

우리의 몸은 매일 섭취한 음식으로 만들어지고 있다. 가슴뿐만 아니라 건강하고 아름다운 몸을 만들기 위해서도 식생활은 무척 중요하다. 여기서는 아름다운 가슴에 도움이 되는 식품을 소개하겠지만 그것만 과식하는 것은 바람직하지 않다. 몸에 좋은 영양소라도 지나치게 섭취하면 오히려 몸에 부담을 주기 때문이다. 가슴에 좋은 음식을 포함해 다양한 식품을 균형 있게 골고루 섭취하도록 하자.

다이어트를 할 때도 식사의 균형은 유지한 채 전체적인 섭취량을 줄이는 것이 좋다. 또 몸을 차게 하는 단 음식을 줄이고 야식을 먹지 않는 것만으로도 충분히 다이어트할 수 있다. 무리한 섭식 다이어트는 여성호르몬 밸런스에 큰 악영향을 초래한다. 심하면 생리가 멈춰버리는 경우도 있으므로 급격한 다이어트는 피하자.

지방이나 탄수화물을 제한한 식단도 쉽게 피로감을 느끼고 피부가 거칠어지는 문제가 있으니 그만두자. 다이어트의 적이라고 생각하기 쉬운 지방과 탄수화물도 질 좋은 식재료로 바꿔서 섭취 방법을 재점검하면 충분히 몸에 이롭다.

예를 들면, 지방과 탄수화물을 함께 먹지 않으면 살이 찌지 않는다고 한다. 기름진 음식을 먹을 때는 주식을 줄이는 방법을 궁리해보자. 또한, 다소 통통한 체형이라도 작은 얼굴 예쁜 가슴 운동으로 아름다운 가슴을 만들고 팔뚝과 허리를 탄탄하게 관리하면 오히려 여성스럽고 섹시한 보디라인이 된다.

## 볼륨 업에 도움이 되는 영양소

**이소플라본** 대두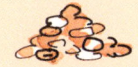

여성호르몬인 에스트로겐과 비슷한 작용을 하는 것으로 알려진 영양소이다. 이소플라본은 혈액순환을 도와 냉증을 완화하고 유방암 예방에도 도움이 된다. 여자라면 반드시 친해져야 할 식품이다.

**비타민E** 대두, 견과류, 호박, 올리브유 등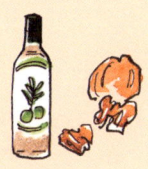

비타민E는 혈액순환을 촉진하여 세포에 필요한 산소나 영양소의 운반을 돕는다. 그래서 '노화방지 비타민'이라고 불리기도 한다. 특히, 냉증이 있는 사람은 혈액순환 개선을 위해 비타민E를 의식적으로 섭취하자.

**단백질** 대두, 고기, 생선, 달걀, 우유 등

아름다운 가슴을 유지하기 위해 필요한 근육이나 피부를 만들 때 반드시 필요한 영양소이다. 육류에만 치우치지 않고 다양한 식품에서 단백질을 섭취하도록 하자. 아침식사로 단백질을 섭취하면 쉽게 살이 찌지 않는다는 연구결과도 있다.

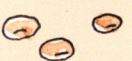

**지질** 올리브유, 아마씨유, 너츠, 아보카도 등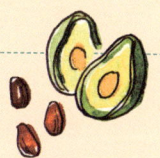

가슴은 지방으로 이루어져 있기 때문에 질 좋은 기름을 섭취하는 것은 무척 중요하다. 질 좋은 엑스트라 버진 올리브유나 오메가3가 풍부한 아마씨유, 차조기유 등을 추천한다. 비싸더라도 품질을 중시하도록 하자. 너츠나 아보카도로도 지질을 보충할 수 있다.

**보론** 양배추, 배, 포도 등

생소한 이름의 보론은 여성호르몬인 에스트로겐의 작용을 돕는 영양소이다. 골다공증 예방에도 도움이 된다. 열에 약한 영양소이므로 가열하지 않고 그대로 먹는 것이 좋다.

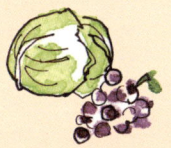

### 👑 콩은 가슴에 가장 좋은 식품!

대두에는 이소플라본, 단백질, 비타민E, 지질 등 가슴에 필요한 영양소가 다량 함유되어 있다. 이 밖에도 생활습관병 예방에 도움이 되는 대두 사포닌과 대두 레시틴 등 건강과 미용에 도움이 되는 영양소가 가득 들어 있다.

 Recipe • Drink

# 참깨 콩가루 두유

두유와 콩가루로 대두의 영양소를 듬뿍 섭취할 수 있는
가슴에 좋은 음료다. 깨를 넣어 비타민E까지
보충하고 있기 때문에 안티에이징에도 도움이 된다.
상온이나 따뜻하게 마실 것을 권한다.

### 재료 (1인분)

두유 … 200ml
콩가루 … 1~2큰술
참깨가루 … 1~3큰술
꿀 또는 메이플 시럽 … 취향에 따라 적당히

### 만드는 법

재료를 모두 섞기만 하면 된다. 믹서를 사용하면 보다
부드럽게 만들 수 있다.

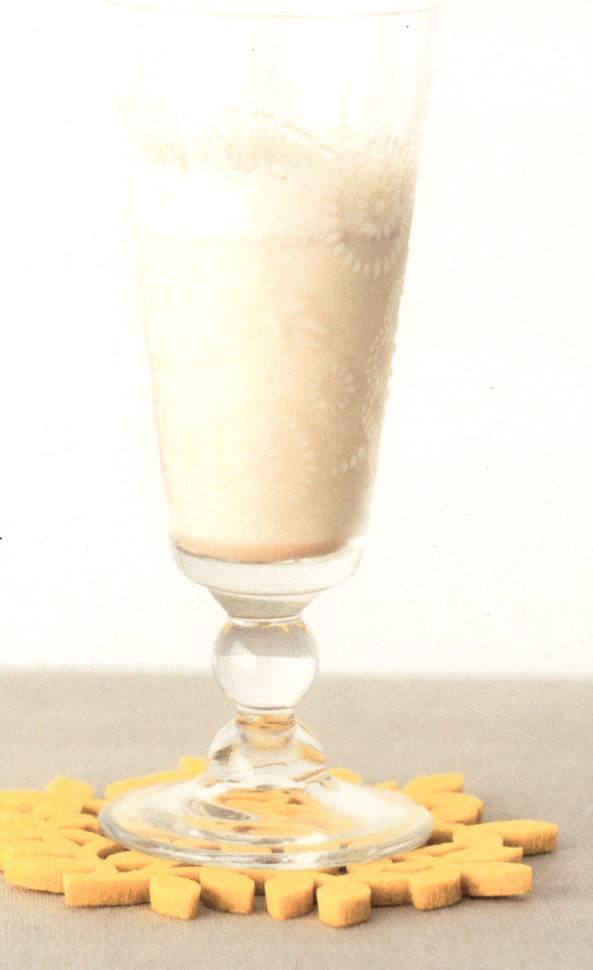

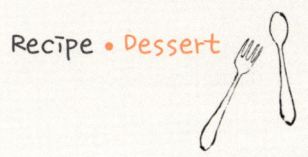

Recipe • Dessert

## 두부 블라망제

달콤한 간식을 포기할 수 없는 사람에게 추천한다. 칼로리는 낮지만 포만감을 준다. 대두의 영양분은 물론 팥으로 식이섬유까지 풍부하게 섭취할 수 있다. 팥은 부종 해소에도 도움이 된다.

### 재료 (1인분)

연두부 … 150g(반 모)
삶은 팥(통조림) 혹은 시판 팥죽 … 적당량
콩가루 … 적당량
호두(잘게 부순 것) … 적당량
메이플 시럽 … 취향에 따라 적당히

### 만드는 법

그릇에 연두부를 담고 팥, 콩가루, 호두를 순서대로 올린다. 단맛이 부족하면 메이플 시럽을 첨가한다.

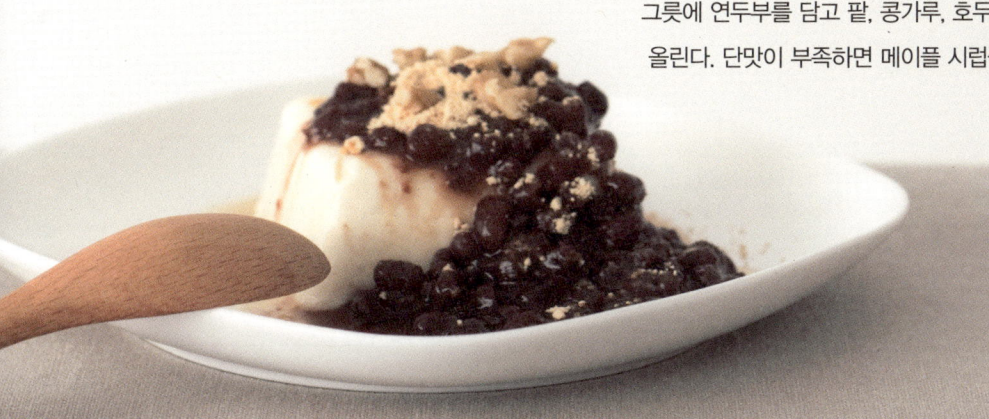

**맛도 살리고 몸매도 지키자!**

# 작은 얼굴 예쁜 가슴을 위한
# 착한 밥상

식사는 건강과 미용의 기본이다. 나는 음식에 관심이 많다. 그래서 조리사, 건강&식육 마스터, 채소소믈리에 등의 자격증을 취득했다. 음식을 직접 만들면 좋은 점이 참 많다. 몸에 좋은 식재료를 충분히 섭취할 수 있으며 첨가물도 배제할 수 있다. 또한, 칼로리도 내 마음대로 조절할 수 있다.

요리를 귀찮아하는 사람이 많은데, 요리는 습관이다. 보다 효율적으로, 보다 균형 있는 음식을 만들기 위해 생각하는 것도 요리의 즐거움 중 하나다. 다음 페이지에 소개할 음식도 아침밥은 15분 정도, 나머지는 30분 정도면 만들 수 있는 간단한 것들이다.

외식은 영양 불균형을 초래하기 쉽고 칼로리와 염분 섭취량이 늘어나기 쉽다. 게다가 원산지를 알 수 없는 경우도 많다. 가끔 외식을 하더라도 음식은 우리 몸과 직결된다는 것을 명심하고 균형에 신경 쓰자.

그런 점에서도 직접 요리하는 것이 아름다움의 지름길이라고 할 수 있다.

### 아침
아침에는 부기를 빼기 위해 칼륨 섭취를 권장한다. 칼륨은 열에 약하니 과일이나 생채소로 섭취하자. 또한, 아침에 단백질을 섭취하면 체온이 높아져 건강에 좋다.

### 점심
활동량이 많은 낮에는 지방 함량이 높거나 칼로리가 높은 음식을 먹어도 괜찮다. 점심에 포만감 있는 식사를 하면 저녁에 과식하는 것을 막을 수 있다.

### 저녁
우리 몸은 자는 동안 만들어지기 때문에 저녁에는 양질의 단백질을 섭취해야 한다. 저지방 고단백 식품인 닭고기나 흰 살 생선은 다이어트 중인 사람이라도 안심하고 먹을 수 있을 것이다.

### 간식
시중에 파는 간식에는 첨가물이 많이 들어 있으니 직접 만드는 것을 권장한다. 과일이나 구황작물, 콩류를 이용해 식이섬유를 듬뿍 섭취할 수 있는 메뉴를 생각해보자.

## MACO의 아침

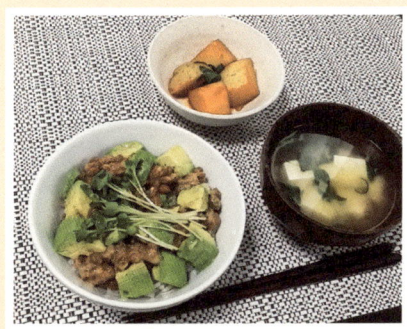

**낫토 아보카도 덮밥**

콩은 아름다운 가슴을 만드는 식품 중 단연 으뜸이다. 아보카도는 기네스북에 오를 만큼 영양만점인 식품으로 칼륨과 안티에이징에 도움이 되는 비타민E가 풍부하다.

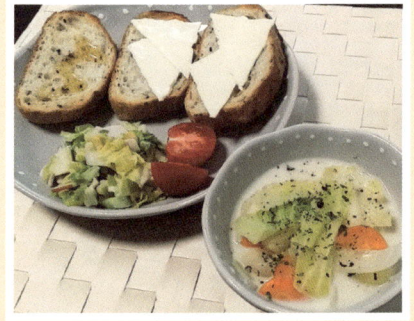

**양배추 수프 & 샐러드**

두유 수프와 코울슬로 샐러드로 양배추를 듬뿍 섭취한다. 양배추에는 탄력 있는 가슴을 만들어주는 성분인 보론이 풍부하다. 두유와 치즈로 단백질도 보충한다.

### MACO의 점심

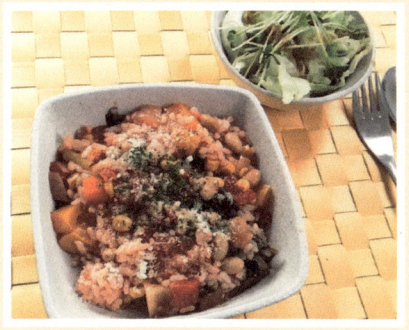

**콩을 넣은 토마토 리조또**

콩은 양식에서도 자주 사용된다. 토마토는 염분을 배출시켜 부종 방지에 탁월한 효과가 있다. 올리브유는 듬뿍 사용한다.

### MACO의 저녁

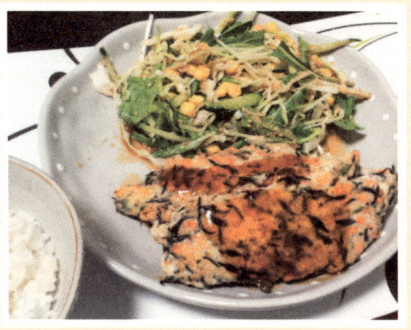

**톳을 넣은 쓰쿠네\***

저지방 고단백 식품인 닭가슴살을 사용한다. 톳을 넣어 포만감과 철분을 보충한다. 닭 연골이나 연근으로 식감을 더하면 좋다.

★쓰쿠네(つくね) : 다진 닭고기로 만든 완자.

### MACO의 간식

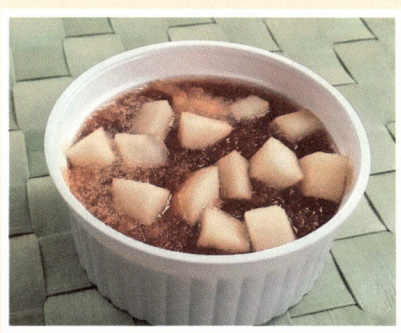

**사과 젤리**

사과에는 아름다운 가슴을 만드는 성분인 보론이 함유되어 있다. 또한, 젤라틴에 들어있는 콜라겐은 늘어짐 없는 동안 피부를 유지시킨다.

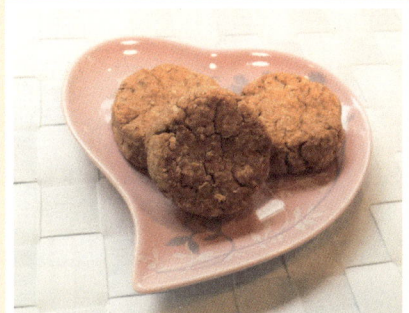

**콩가루 참깨 쿠키**

콩가루로 양질의 단백질을 섭취한다. 참깨에는 노화의 원인이 되는 활성산소를 억제시키는 세사민과 비타민E가 풍부해 미용에 도움이 된다.

**가슴이 쑥쑥!**

# 식습관을 바꾸면 가슴도 바뀐다

**Point!** **백설탕은 금물**

정제된 백설탕은 체온을 떨어뜨리고 혈당치를 급격하게 올리기 때문에 주의해야 한다. 급격하게 올라간 혈당치는 급격하게 떨어져 금방 허기를 느끼게 하고, 이는 과식으로 이어진다. 혈당치의 급격한 변화는 혈관에도 부담이 되므로 첨채당이나 팜 슈거, 메이플 시럽으로 바꾸는 것을 권한다.

**Point!** **합성첨가물을 피한다**

합성첨가물은 여성의 자궁 내에 쌓여 순환을 악화시킨다고 한다. 패스트푸드나 인스턴트식품은 가급적 피하는 것이 좋고, 식재료를 살 때도 가능한 한 가공되지 않은 것을 고르도록 하자. 합성첨가물의 이름을 모르더라도 성분표시란에 모르는 말이 많이 적힌 것을 피하면 된다.

**Point!** **다이어트 법을 바꾼다**

식이섬유가 많은 채소류부터 먹으면 혈당치의 급격한 상승을 막을 수 있다. 또한, 샐러드에 호두를 넣고 쓰쿠네에 연골이나 잘게 썬 연근을 넣어 식감을 살리면 과식을 막을 수 있다. 다만, 너무 딱딱한 음식은 하관을 발달시키므로 주의하자. 또 좌우 균등하게 씹도록 신경 쓰자.

**Point!** **충분한 수면은 식욕을 이긴다**

수면 부족이 지속되면 과식할 가능성이 높다고 한다. 그것도 튀김이나 과자, 빵이나 초콜릿 같은 비만의 주범만 먹고 싶어지는 것이다. 식욕과 싸우는 것은 쉬운 일이 아니다. 가급적 하루 7시간의 수면을 유지해 식욕을 통제하자. 충분히 자면 살이 빠지는 호르몬도 분비된다.

Chapter 4

# 임신·출산에도 처지지 않는 예쁜 가슴 상담실

고민 상담 Case 1

# 수유를 하면
# 가슴이 처질까 봐 걱정이에요

유선의 역할은 모유를 만드는 것이기 때문에 수유가 다 끝나면 쪼그라드는 것은 어쩔 수 없는 일이다. 하지만 잘 관리하면 어느 정도는 유지할 수 있다.
수유 후 가슴이 처지는 것은 수유 방법이 잘못됐기 때문이다. 수유할 때 아기를 낮게 안으면 아무래도 몸이 앞으로 숙여진다. 그러면 가슴이 아래로 잡아당겨지기 때문에 처지는 것이다. 또한, 그 자세가 지속되면 등 근육이 긴장해 가슴을 더욱 처지게 한다.

수유의 핵심은 가슴 높이에 아기를 맞추는 것이다. 그러기 위해서는 일반적인 수유 베개보다 높이가 높은 것을 준비해야 한다. 그러면 등을 쭉 펴고 수유를 할 수 있어서 가슴이 처지지 않는다. 뿐만 아니라 등과 허리 결림도 줄어든다.
또 골반과 허리를 세워서 수유를 하면 출산으로 느슨해진 골반저근군을 단련할 수 있어 산후 체형 회복에도 효과적이다.

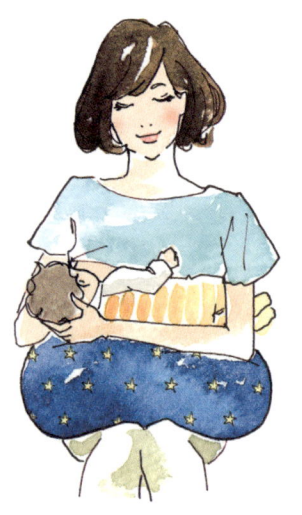

### 누워서 하는 수유를 피하자
밤중 수유를 할 때 누워서 하는 사람이 많다. 당장은 편할지 모르지만 계속되면 가슴이 처질 위험성이 높다. 힘들더라도 앉아서 수유하도록 하고, 밤중 수유를 끊을 수 있도록 궁리해보자.

## 출산 후 가슴 처짐을 예방하는 3가지 원칙

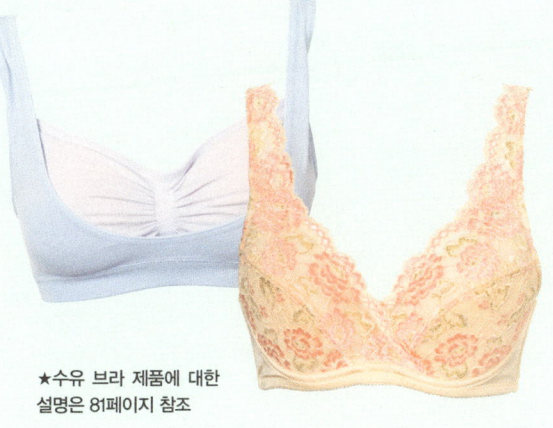

★수유 브라 제품에 대한 설명은 81페이지 참조

**01** 가슴을 확실하게 잡아주는 수유 브라를 착용한다

가슴이 커져 있는 시기이므로 평소 이상으로 브래지어가 중요해진다. 수유 브라라도 낮에는 와이어가 들어 있어 가슴을 확실하게 지탱해주는 것을 고른다. 이 시기의 브래지어 선택으로 가슴의 운명이 크게 달라진다.

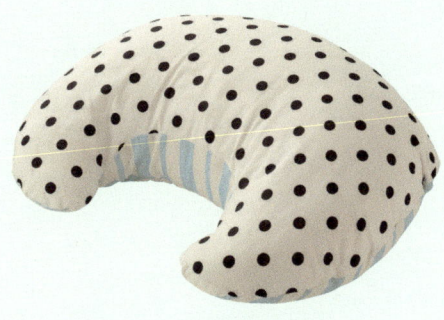

**02** 수유 베개는 높이가 있는 것을 준비한다

아기를 눕혔을 때 가슴 높이에 올 정도로 높은 것을 고른다. 이미 낮은 수유 베개를 구입했다면 목욕 타월이나 방석을 쌓아 높이를 조절한다.

큰 수유 쿠션 · BelleMaison
크고 높아서 편하게 수유할 수 있다. 안쪽에 타월을 넣어 높이를 조절할 수도 있다. 커버는 분리해 세탁할 수 있으며 양면으로 쓸 수 있다.

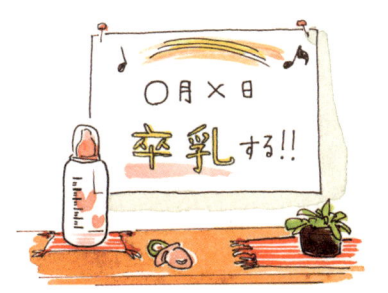

**03** 수유 졸업 시기를 생각해두자!

출산은 아름다운 가슴을 만들 기회!

# 출산 전후,
# 예쁜 가슴 만들기 프로젝트

출산 후 수유를 끝내면 반드시 가슴이 처진다는 생각은 틀렸다. 임신 초기부터 관리를 하면 원래 가슴보다 더 크고 예쁜 모양을 만들 수 있는 절호의 기회가 될 수 있다.

## Care

**임신 중**

### 작은 얼굴 예쁜 가슴의 시작 운동
임신 경과가 양호하다면 의사와 상담 후 가능한 범위 내에서 운동을 계속한다. 임신 중에는 유두와 유방에 자극을 주지 않도록 마사지는 쉰다.

### 보습 케어
마사지는 피하는 편이 좋지만 임신선 예방을 위해 보습 케어는 계속한다. 산뜻한 제형보다 튼살 전용 오일이나 점도 높은 크림이 좋다. 단, 불필요한 유두 케어는 금물이다.

## Bra

### 중~후기부터 수유 브라로 바꾼다
임신 중기가 되면 가슴도 커진다. 가슴을 압박하지 않기 위해 이 시기부터 수유 브라로 바꾼다. 조금 큰 사이즈를 사서 패드로 조절하는 것을 권한다.

**Care**      **Bra**

( 출산 후~수유 졸업 3개월 전 )

### 작은 얼굴 예쁜 가슴 운동
운동을 계속하지 않으면 모처럼 단련한 근육이 약해져버린다. 출산 후에도 가능한 한 작은 얼굴 예쁜 가슴 운동을 계속하자. 아기를 안거나 수유로 인한 피로도 완화시킬 수 있다. 컨디션이 좋다면 전 과정을 처음부터 끝까지 하는 것도 좋다.

### 부드러운 가슴으로 트러블 방지
작은 얼굴 예쁜 가슴 마사지는 산후조리원에서 가르쳐주는 마사지와 공통점이 많다. 마사지로 가슴을 부드럽게 해두면 모유 트러블을 예방할 수 있다.

### 24시간 수유 브라를 벗지 않는다
가슴이 커지는 시기이므로 입욕 외의 시간에는 수유 브라를 벗지 않도록 한다. 가슴 당김이나 뭉침 등의 모유 트러블을 막기 위해 노와이어를 착용하는 것도 좋다.

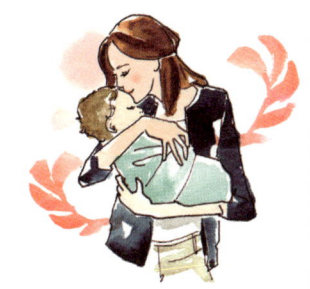

### 수유는 좌우 균형도 중요하다
늘 같은 쪽으로만 수유를 하면 한쪽은 쪼그라들고 다른 한쪽은 팽팽해진 상태가 지속되어 가슴 모양이 비대칭으로 변한다. 좌우 순번을 바꿔가며 수유한다.

( 수유 졸업 3개월 전~ )

### 운동을 본격적으로 시작한다
수유 졸업 3개월 전부터 작은 얼굴 예쁜 가슴 운동(운동과 마사지 모두)을 본격적으로 시작한다. 미리 준비해두면 가슴이 필요 이상으로 쪼그라들거나 처지는 것을 막을 수 있다.

### 수유 졸업 후 브래지어 재점검
작은 얼굴 예쁜 가슴 운동을 하더라도 수유를 졸업하면 유선이 쪼그라들어 가슴이 작아진다. 원래 가슴보다 큰 상태를 유지할 수 있도록 브래지어를 재점검하자.

고민 상담 Case 2

# 가슴이
# 너무 커서 고민이에요

가슴이 커서 생기는 고민은 크게 2가지로 나뉜다. 첫 번째는 가슴의 무게 때문에 어깨가 결린다는 고민이다. 하지만 가슴이 크더라도 부드러우면 어깨의 부담이 줄어 어깨 결림이 적다. 작은 얼굴 예쁜 가슴 운동으로 마사지와 보온 케어를 하면 말캉말캉 부드러운 가슴이 될 것이다.

새우등일 경우에는 가슴의 무게를 어깨로만 지탱해야 하기 때문에 어깨의 부담이 커진다. 그렇기 때문에 작은 얼굴 예쁜 가슴 근육을 단련하여 등에서부터 가슴을 끌어 올리도록 하는 것이 중요하다.

두 번째는 가슴이 크면 원래 체형보다 살이 쪄 보여 예쁜 옷을 입어도 스타일이 살지 않는다는 것이다. 이는 팔뚝과 허리를 탄탄하게 조여주는 운동으로 상당 부분 해소할 수 있다. 또한, 옷은 브래지어에 따라 실루엣이 크게 달라지므로 옆 페이지의 칼럼을 참고하자.

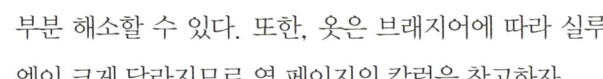

### 어깨 결림이 있을 때

**정성껏 마사지해서 부드러운 가슴을 만든다**

작은 얼굴 예쁜 가슴 마사지 중에서도 64페이지의 '비어져 나온 가슴 모아주기'는 가슴을 부드럽게 하는 효과가 크다. 전 과정을 실시할 때 이 부분에 더욱 시간을 들여 정성껏 마사지를 하면 가슴이 부드러워질 것이다.

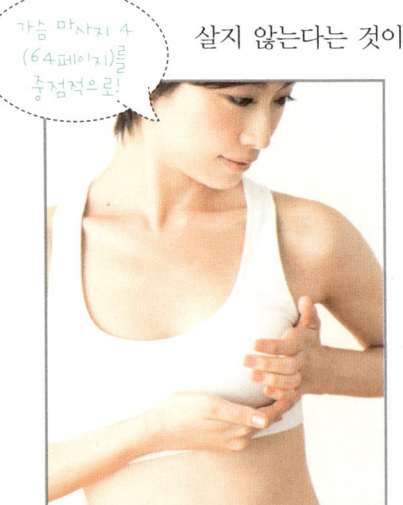

가슴 마사지 4
(64페이지)를
중점적으로!

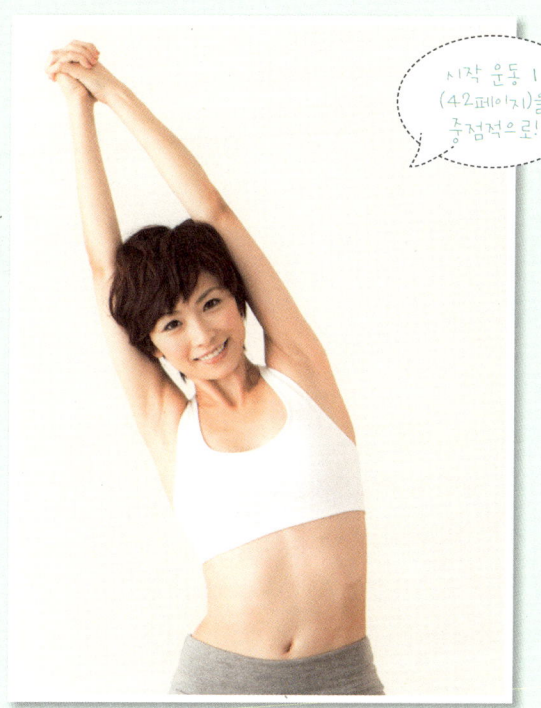

시작 운동 1 (42페이지)을 중점적으로!

**뚱뚱해 보일 때**

<mark>허리를 잘록하게 만들어</mark>
<mark>S라인 바디를 만든다!</mark>

### 푹 감싸 안정시키는 것이 중요하다

가슴을 작아 보이게 하기 위해서는 푹 감싸서 안정시켜주는 풀 컵 브래지어를 권장한다. 언더 바스트가 들뜨지 않도록 옆날개는 신축성이 적은 것으로 고른다. 가슴을 작아 보이게 하기 위해 컵이 작은 브래지어를 착용하면 가슴 상부가 튀어나와 가슴골을 더욱 강조하므로 주의하자.

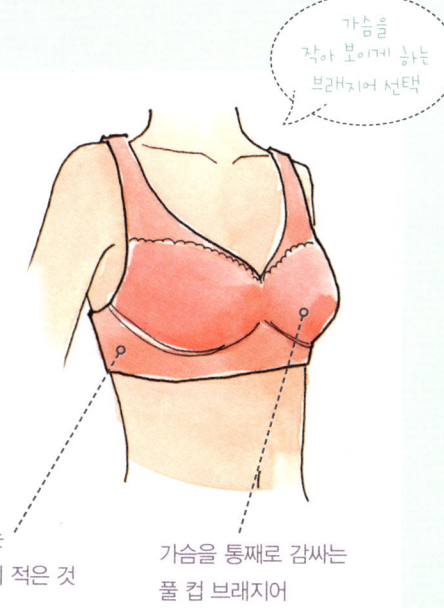

가슴을 작아 보이게 하는 브래지어 선택

옆날개는 신축성이 적은 것

가슴을 통째로 감싸는 풀 컵 브래지어

**고민 상담 Case 3**

# 나이 들수록 데콜테가 홀쭉해져요

데콜테에 살이 빠지는 것은 대표적인 노화 현상 중 하나다. 사실 가슴 노화에서 가장 먼저 나타나는 것이 데콜테의 노화라고 한다. 최근 데콜테에 살이 빠졌다면 본격적인 가슴 노화가 시작됐다는 신호일지도 모른다. 중년이 지나 데콜테에 살이 없으면 나이보다 훨씬 더 늙어 보인다. 반대로 데콜테에 적당한 살이 붙어 있으면 탄력이 느껴지기 때문에 나이보다 젊어 보인다.

마찬가지로 목이나 손도 너무 마르면 늙어 보이는 부위 중 하나다. 무리한 다이어트를 하면 이 부위의 노화가 빨라진다고 한다. 따라서 30대가 되면 식이요법만으로 다이어트를 하는 것은 피하는 것이 좋다. 데콜테에 살이 빠지는 것을 개선하려면 먼저 대흉근을 단련해야 한다. 대흉근은 가슴의 토대가 되는 근육이므로 더 이상 가슴이 처지지 않도록 예방할 수 있다.

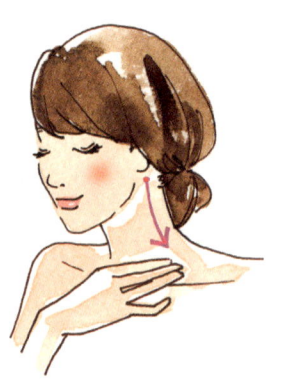

또한, 목욕 후의 피부가 뽀얗고 예뻐 보이듯이 피부가 촉촉하면 빛을 반사해 탄력 있게 보인다. 데콜테가 건조하다면 먼저 화장수로 수분을 충분히 공급한다. 그런 다음 크림이나 오일로 막을 씌우듯이 보습을 해주면 촉촉함을 지킬 수 있다. 대흉근 단련과 함께 스킨케어에도 정성을 들이자.

**꼼꼼한 스킨케어로 아름다운 데콜테를 만든다**

데콜테도 얼굴과 마찬가지로 꼼꼼한 스킨케어를 해야 한다. 89

페이지에서 소개한 것처럼 목·가슴 보습과 함께 하면 쉽게 케어할 수 있다. 특히 여름에는 데콜테의 노출이 잦아 건조해지기 쉬울 뿐만 아니라 자외선에 노출되는 일도 많기 때문에 보습과 안티에이징에 각별히 주의해야 한다.

## 대흉근을 단련하여 아름다운 데콜테 만들기

아름다운 데콜테를 만들기 위해서는 시작 운동인 46페이지의 '대흉근 단련으로 아름다운 데콜테 만들기'를 정성 들여 해야 한다. 작은 얼굴 예쁜 가슴 운동을 쉬는 날에도 이 운동만큼은 계속하자.

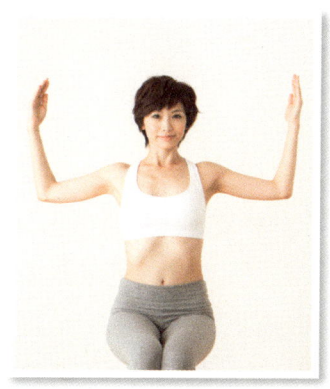
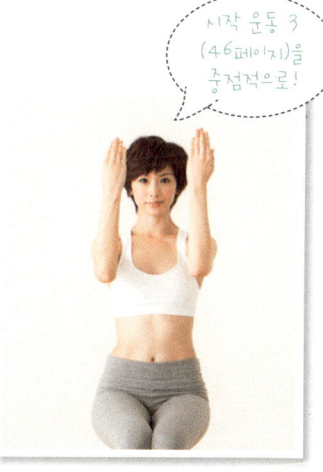

시작 운동 3 (46페이지)을 중점적으로!

## 가슴을 업시켜 데콜테를 살린다

데콜테가 홀쭉해지는 원인 중 하나는 가슴이 아래로 처지기 때문이다. 따라서 브래지어를 고를 때는 컵 아래쪽에 패드가 들어 있어 가슴 위치를 높여주는 것을 선택하자. 데콜테 라인을 살려주는 전용 브래지어나 패드 위치를 자유롭게 바꿀 수 있는 브래지어도 좋다.

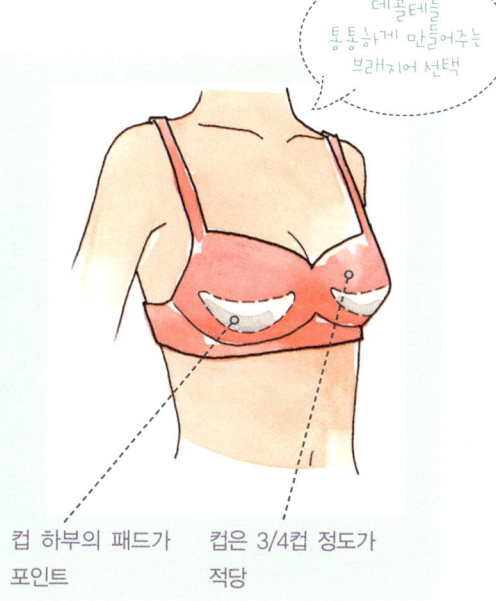

데콜테를 통통하게 만들어주는 브래지어 선택

컵 하부의 패드가 포인트

컵은 3/4컵 정도가 적당

**고민 상담 Case 4**

# 가슴골이 없어서 고민이에요

가슴골이 생기지 않는다고 가슴이 작은 것은 아니다. 가슴이 부드러우면 모양은 자유자재로 바꿀 수 있다. B컵 정도만 되어도 충분히 가슴골을 만들 수 있다. 즉, 가슴골을 만드는 지름길은 가슴을 부드럽게 하는 것이다.

먼저 가슴 마사지로 뭉친 근육을 풀고 가슴을 따뜻하게 한다. 그리고 브래지어 밖으로 비어져 나온 살을 컵 안으로 모으면 볼륨감 있는 가슴골을 만들 수 있다. 군살을 가슴의 일부로 바꾸려면 피부째 밀어 넣어야 한다. 등살까지는 무리더라도 옆구리 쪽 지방이라면 충분히 가슴으로 만들 수 있다.

하지만 한두 차례로는 효과를 보기 어렵다. 매일 브래지어 안쪽으로 고정시켜 자리 잡게 하는 것이 중요하다. 입욕이나 마사지 시간 외에는 반드시 브래지어를 착용해야 한다는 규칙도 철저히 지키자.

가슴골을 만들기 위해서는 브래지어의 모양도 중요하다. 가슴 바깥쪽 하단에 패드가 들어 있어 가슴을 안쪽으로 모아주는 타입의 브래지어를 고르자.

한편, 전에 비해 가슴골이 얕아졌다면 가슴 처짐이 원인이라고 생각할 수 있다. 마사지로 부드럽게 풀어주는 것뿐만 아니라 운동으로 끌어당기는 힘도 단련해야 한다. 가슴 위치가 높아지면 다시 예쁜 가슴골이 만들어질 것이다.

## 부드러운 가슴으로 가슴골 만들기

64페이지의 '비어져 나온 가슴 모아주기'는 가슴을 부드럽게 하는 효과가 뛰어나다. 가슴 주변의 지방까지 가슴골로 만들어주므로 정성껏 실시하자.

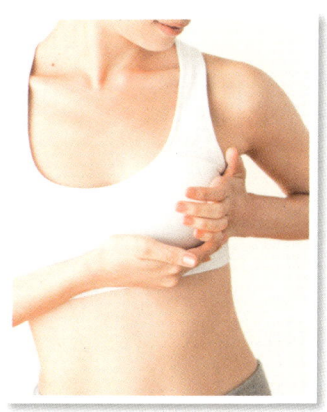
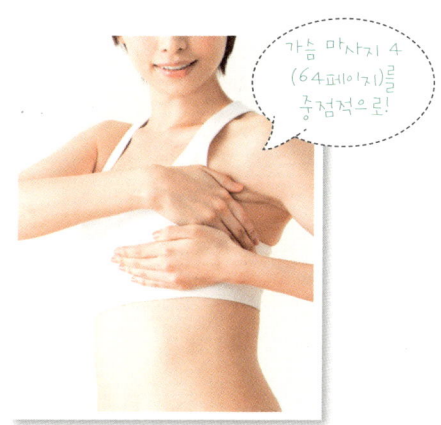

가슴 마사지 4
(64페이지)를
중점적으로!

### 안쪽으로 쭉 모아 봉긋한 가슴골 만들기

가슴골을 만들려면 컵 바깥쪽에 패드가 들어 있는 것을 권장한다. 가슴골을 만들어주는 브래지어는 각 회사마다 라인업되어 있으므로 기능성이 높은 것을 찾아보자. 또한, 단계적으로 조절할 수 있는 프런트 후크 브래지어도 가슴골을 만드는 기능이 뛰어나다.

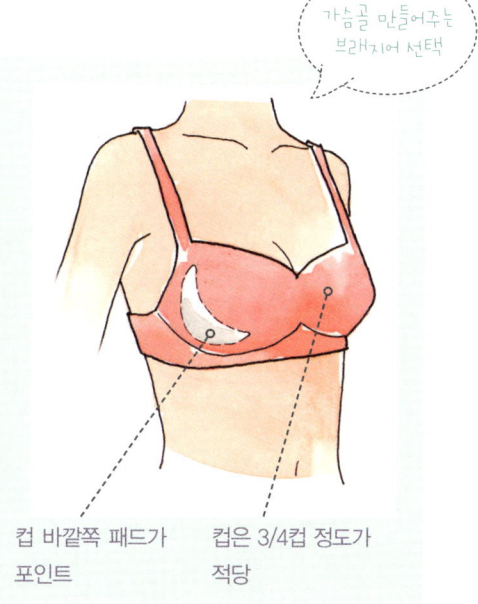

가슴골 만들어주는
브래지어 선택

컵 바깥쪽 패드가 포인트

컵은 3/4컵 정도가 적당

고민 상담 Case 5

# 가슴이 벌어져서
# 고민이에요

선천적으로 유두가 바깥쪽에 위치한 사람도 있지만 일반적으로 '쇄골 중간 지점과 좌우 유두를 연결했을 때 정삼각형이 되는 것이 이상적인 위치'라고 한다. 쇄골 중간 지점과 유두 간의 거리가 좌우 유두 간의 거리보다 짧으면 벌어진 가슴이다. 반대의 경우는 처진 가슴이라고 할 수 있다.

그렇다면 왜 가슴이 벌어지는 걸까? 그것은 옆구리나 등 쪽 근육이 가슴을 바깥쪽으로 잡아당기고 있기 때문이다. 새우등으로 인해 만성적인 어깨 결림에 시달리는 사람은 옆구리나 등 쪽의 근육 뭉침도 심해 가슴이 벌어지기 쉽다. 벌어진 가슴을 케어하면 근육 뭉침도 해소되어 컨디션이 좋아지므로 매일 정성껏 풀어주자.

노브라로 자는 경우에도 가슴이 좌우로 퍼져서 벌어지기 쉽다. 잘 때도 반드시 브래지어를 착용하여 가슴이 벌어지지 않도록 주의하자. 엎드린 자세로 자는 것도 가슴을 벌어지게 하고 짓누르는 원인이 되므로 주의해야 한다.

가슴은 옆으로 잡아당겨지면 모양이 찌그러진다. 그런 상태에서는 가슴이 커지기도 어렵다. 따라서 가슴을 바깥쪽으로 잡아당기는 근육을 풀어주는 것이 중요하다. 그리고 옆구리나 등 근육이 뭉쳐 있는 사람은 가슴 아래쪽 근육도 뭉쳐 있는 경우가 많아 가슴이 처지기 쉽다. 나이가 들수록 데콜테가 마르고 가슴이 벌어지고 처지면 가슴골이 빈약해져서 볼품없어진다. 근육 뭉침을 풀어 유두를 중앙으로 모아 예방해나가자.

전거근을 풀어 벌어진 가슴을 모아준다

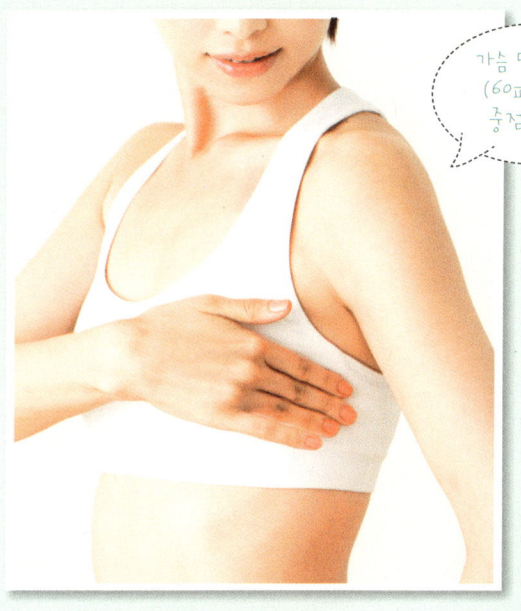

가슴 마사지 2 (60페이지)를 중점적으로!

### 가슴을 잡아당기는 근육을 풀어준다

60페이지의 가슴 옆 전거근을 풀어주는 마사지를 정성 들여 실시하자. 62페이지의 처짐 방지 마사지도 함께 하는 것을 권장한다. 근육이 따뜻해지는 입욕 시에 실시하는 것도 좋다.

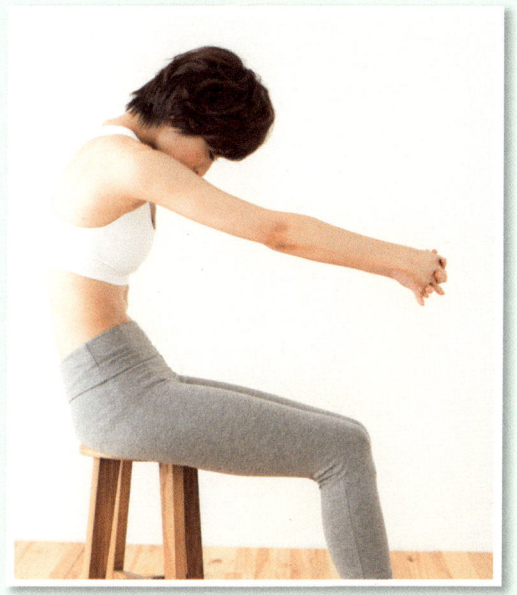

**효과를 더욱 높여주는 광배근 스트레칭**

### 등 근육의 경직도 벌어진 가슴의 원인이 된다

광배근은 가슴을 옆으로 잡아당기는 근육 중 하나다. 광배근을 풀어주는 스트레칭을 해보자. 의자에 앉아 깍지 낀 팔을 앞으로 뻗는다. 이때 배꼽을 들여다보듯이 견갑골을 펴고 등을 넓게 만들도록 의식한다. 팔을 앞으로 쭉 내밀면서 등을 최대한 넓게 편다.

Chapter 5

# 작은 얼굴 만드는 표정근육 트레이닝

표정근육의 3%만 사용하고 있다?

# 얼굴 운동이 부족하면
# 작은 얼굴이 될 수 없다!

얼굴에는 30개 이상의 근육이 있지만 우리가 평소 사용하는 것은 3%뿐이라고 한다. 몸의 근육은 뼈와 뼈로 이어져 있지만 표정근육은 피부에 부착되어 있기 때문에 약해지면 피부 늘어짐으로 직결된다.

하지만 얼굴을 단련하면 그만큼 효과가 빠르다는 말이기도 하다. 근육이 탄탄하게 조여지면 페이스 라인이 날렵해지고 얼굴도 작아진다. 팔자주름 등의 트러블도 사라져 얼굴 나이는 금방 어려질 것이다.

게다가 표정근육을 단련하면 혈액과 림프의 흐름도 좋아진다. 혈액순환 불량에 의한 칙칙함과 다크서클도 사라지고 림프의 정체로 발생하는 부종도 말끔해진다. 혈액과 림프의 흐름이 좋아지면 세포의 신진대사도 촉진되기 때문에 더욱 아름다운 피부로 거듭나게 된다.

나는 수유시간을 이용해 표정근육 트레이닝을 하고 있다. 그런데 얼굴근육만 움직이는 것은 의외로 어렵다. 그럴 때는 손으로 누르면서 표정근육을 움직이면 근육의 움직임을 잘 느낄 수 있다.

### 이런 사람은 특히 주의하자!

전업주부나 사무업무 등 다른 사람과 만날 기회가 적은 사람일수록 무표정이 되기 쉬워 근력이 약해

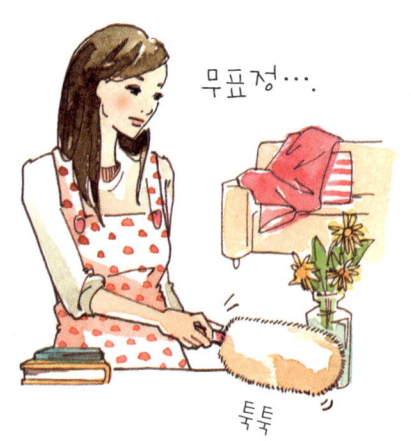

무표정….

툭툭

진다. 혼자 있는 시간에도 입가를 올려 미소를 만들거나 재미있는 텔레비전 프로그램을 보며 웃는 얼굴을 의식하며 표정을 지어보자. 또한, 미간의 주름을 모으는 버릇도 얼굴에 형상이 기억되므로 인상을 쓰지 않도록 주의한다.

## 표정근육이 약해지면 얼굴을 망친다

**늘어진다!**

### 늘어짐의 원인은 근력 저하! 스킨케어로는 개선할 수 없다

표정근육이 약해지면 피부와 지방을 지탱할 수 없게 되어 피부 탄력이 사라진다. 얼굴이 전체적으로 늘어져 페이스 라인이 느슨해지면 당연히 얼굴이 커 보이게 된다. 이런 피부 늘어짐은 스킨케어만으로는 해결될 수 없다. 표정근육을 단련하여 중력에 지지 않는 피부를 만들자.

**주름이 생긴다!**

### 피부 탄력을 개선하지 않으면 깊은 주름도 개선할 수 없다

피부 표면의 잔주름은 건조함이 원인이므로 세심한 보습 케어로 개선할 수 있다. 하지만 선명한 주름은 피부 늘어짐에 의해 발생한 것이기 때문에 근력을 강화하지 않으면 개선할 수 없다. 눈가의 깊은 주름, 입가의 팔자주름이 고민인 사람은 스킨케어와 함께 표정근육을 단련하여 건강한 피부로 되살리자.

**부종이 생긴다!**

### 표정근육을 단련하여 잘 붓지 않는 얼굴을 만든다

부종은 림프의 흐름이 정체되어 노폐물이 쌓여 있는 상태다. 림프 마사지로도 해소할 수 있지만 근본적인 개선을 위해서는 표정근육을 단련해 원활한 흐름을 만들어야 한다. 노폐물이 쌓여 있는 상태를 방치하면 심각한 피부 늘어짐으로 이어지므로 조기에 케어하자.

**칙칙함!**

### 근육을 사용하지 않으면 혈액순환도 저하된다

칙칙함과 다크서클의 주요 원인은 혈액순환의 악화. 표정근육을 단련하면 혈액의 흐름이 좋아져 피부 톤도 한 단계 밝아진다. 또 혈액순환이 좋아지면 신진대사가 활발해지기 때문에 피부세포의 재생이 원활해져 피부 보습력도 높아진다. 촉촉함을 유지하는 것도 칙칙함을 완화시킨다.

어떤 근육을 단련해야 할까?

# 작은 얼굴 만드는 표정근육 알아보기

표정근육을 단련하기 전에 단련해야 할 근육이 어디에 있으며 어떤 모양을 하고 있는지 알아두자. 외울 필요는 없지만 그것을 의식하면서 실시하는 것이 매우 중요하다.

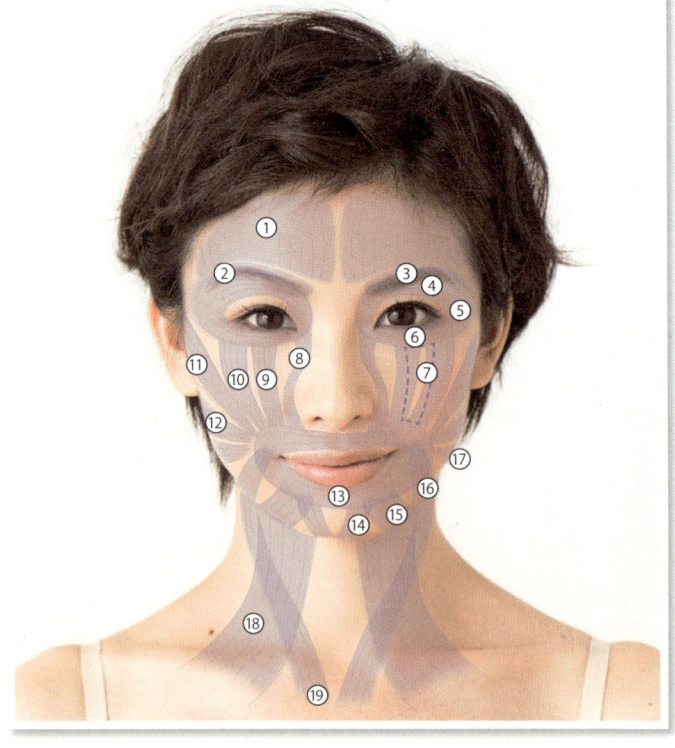

① 이마힘살
② 눈썹주름근
③ 눈둘레근
④ 눈꺼풀올림근
⑤ 안근
⑥ 아래눈꺼풀근
⑦ 작은광대근
⑧ 윗입술콧방울올림근
⑨ 윗입술올림근
⑩ 입꼬리올림근
⑪ 큰광대근
⑫ 볼근
⑬ 입둘레근
⑭ 턱끝근
⑮ 아랫입술내림근
⑯ 입꼬리내림근
⑰ 입꼬리당김근
⑱ 넓은목근
⑲ 흉쇄유양돌기근

간단하고 효과적인

# '브이' 표정근육 트레이닝

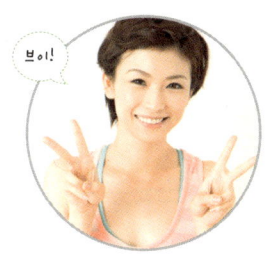

표정근육을 단련하기 위해 막상 얼굴을 움직여보려고 해도 평소 사용하지 않았기 때문에 처음에는 잘 되지 않는다. 그래서 지금부터 소개하는 표정근육 트레이닝에서는 두 손가락으로 '브이' 사인을 만들어 얼굴근육을 누르면서 실시한다. 손가락이 표정근육의 힘에 의해 움직이는 것을 느끼면 제대로 단련되고 있다는 증거다.

손가락 2개만 닿기 때문에 화장을 한 상태로도 할 수 있다. 표정근육은 의식하지 않으면 움직이지 않으므로 트레이닝은 꾸준히 지속적으로 하는 것이 중요하다. 아침저녁으로 스킨케어와 함께 실천하는 습관을 들이자. 낮에도 틈틈이 실천하면 효과는 더 빨리 나타날 것이다. 어느 정도 표정근육이 단련되면 손가락으로 누르지 않아도 움직일 수 있게 된다.

### 표정근육 트레이닝의 2가지 포인트

**1** 처음에는 표정근육이 제대로 움직이고 있는지 확인하기 위해서라도 거울을 보면서 실시하도록 한다. 입욕 전이나 스킨케어를 할 때처럼 거울을 보는 타이밍에 맞춰서 하는 것을 권장한다.

**2** 정해진 시간이 있는 것은 아니지만 아침저녁을 권장한다. 아침에는 근육이 경직되어 있기 때문에 트레이닝으로 풀어주면 좋다. 또 밤에는 하루 동안 쌓인 얼굴의 피로를 해소할 수 있으므로 추천한다.

### 표정근육 Training 1
# 인상이 확 바뀌는 큰 눈 만들기

눈의 힘을 높이기 위해서는 눈을 둘러싸고 있는 눈둘레근을 단련하는 것이 중요하다. 눈둘레근이 약해지면 눈 밑 처짐, 눈꺼풀 처짐 등 눈 주위의 노화가 진행되어 눈이 작아진다. 눈가에 깊은 주름이 있는 사람은 눈둘레근이 약해졌을 가능성이 높다.

또한, 눈둘레근은 눈을 감거나 뜰 때도 사용되는 근육으로 눈둘레근이 약해지면 눈을 깜빡일 때 눈꺼풀이 완전히 닫히지 않아 안구건조증으로 이어지기도 한다.

반대로 눈둘레근이 단련되면 눈이 확 떠지기 때문에 눈이 한결 커 보여 인상이 크게 달라진다. 또한, 눈둘레근을 단련하면 눈의 피로도 쉽게 해소할 수 있다. 장시간 컴퓨터를 사용하거나 눈이 쉽게 피로해지는 사람은 꾸준히 지속하자. 컴퓨터를 사용할 때는 한 시간에 한 번씩 휴식시간을 갖는 것이 이상적이다.

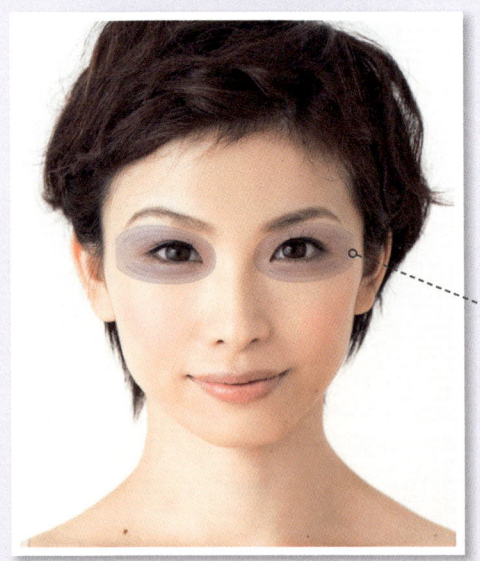

③ 눈둘레근
눈 주위를 둘러싼 근육이다.
눈을 깜빡여 눈물의 순환을
원활하게 한다.

20회

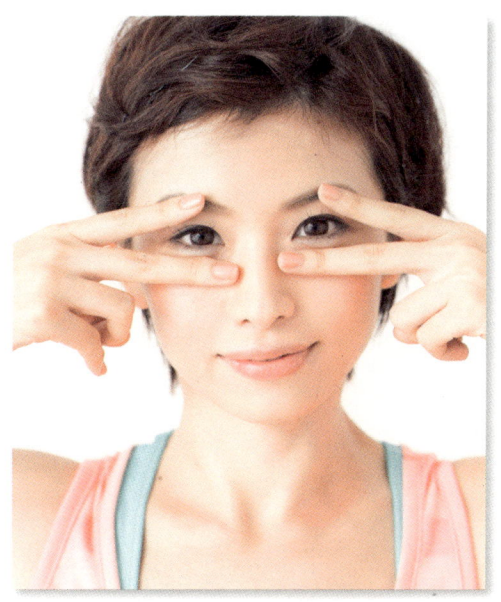

**1** 브이로 눈의 위아래를 확실하게 고정한다.

브이 사이에 눈을 끼운다. 검지는 눈꺼풀 중앙에, 중지는 코에 닿도록 손가락을 위치한다. 손가락을 대지 않으면 눈을 무리하게 크게 떠서 눈둘레근 이외의 근육을 사용하게 되므로 처음에는 반드시 손으로 누르고 실시한다.

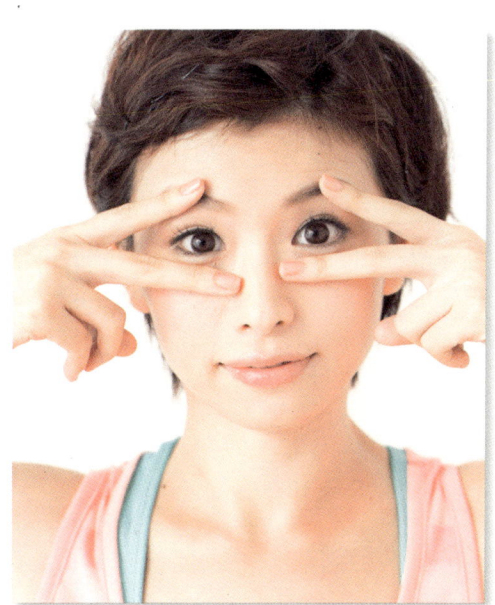

**2** 눈 뜨는 힘으로 브이의 폭을 넓힌다.

눈을 크게 뜨는 힘으로 브이의 폭을 넓히듯이 눈둘레근을 움직인다. 이때 이마나 볼 등 눈둘레근 이외의 근육이 움직이지 않도록 주의한다. 손가락 힘으로 눈을 벌리려고 하지 말고 눈의 상하 근육이 실룩실룩 움직이는 감각을 느끼도록 한다. 20회 정도 실시한다.

## 표정근육 Training 2
# 안티에이징 리프트 업

나이가 들수록 볼이 늘어지고 입가가 처져서 신경질적인 얼굴이 된다. 원인은 광대근의 약화에 있다. 광대근에는 큰광대근과 작은광대근이 있는데, 이들 근육은 볼을 끌어당겨 입가와 윗입술을 끌어 올리는 역할을 한다. 따라서 아름다운 미소를 만들기 위해서는 광대근의 작용을 빼놓을 수 없다.
광대근이 제대로 움직이고 있으면 눈 밑의 움직임도 원활해져 늘어짐과 다크서클을 예방한다. 또한, 광대근을 제대로 움직여 혈액순환이 개선되면 광대근 주위의 주름 예방에도 도움이 된다.
즉, 광대근만 제대로 사용해도 다양한 트러블을 예방할 수 있다. 안티에이징을 위해 반드시 해야 할 트레이닝이다. 반대로 광대근이 사용되지 않으면 이마나 다른 근육이 무리하게 사용되어 주름이 생기기 쉽다. 누구에게나 사랑받는 아름다운 미소를 만들기 위해 광대근을 단련하자.

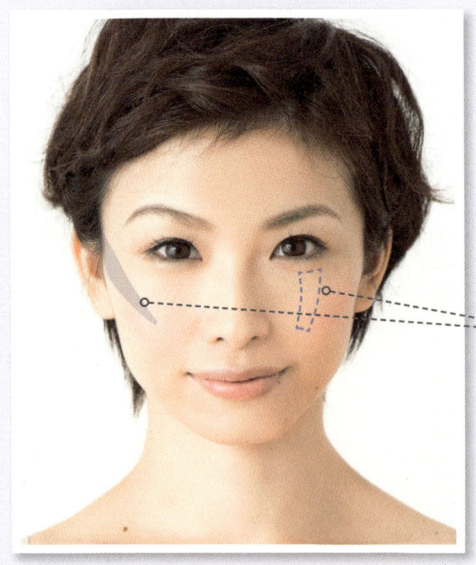

⑦⑪ 광대근
작은광대근은 윗입술을 위나 뒤로, 큰광대근은 입가를 위나 바깥쪽으로 여는 작용이 있다.

20회

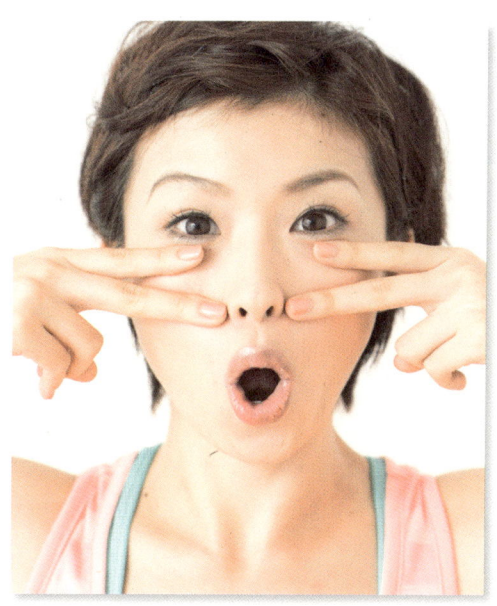

**1** 입을 '호' 모양으로 벌리고
볼 위쪽을 브이 사이에 끼운다.

검지는 눈 밑에, 중지는 콧방울에 닿도록 위치하고 입은 '호' 모양으로 벌린다. 손을 대지 않고 입을 '호' 모양으로 벌리고, 눈을 움직이지 않고 볼만 움직일 수 있는지 체크해보면 광대근이 사용되고 있는지 알 수 있다. 사전에 실시해보는 것도 좋다.

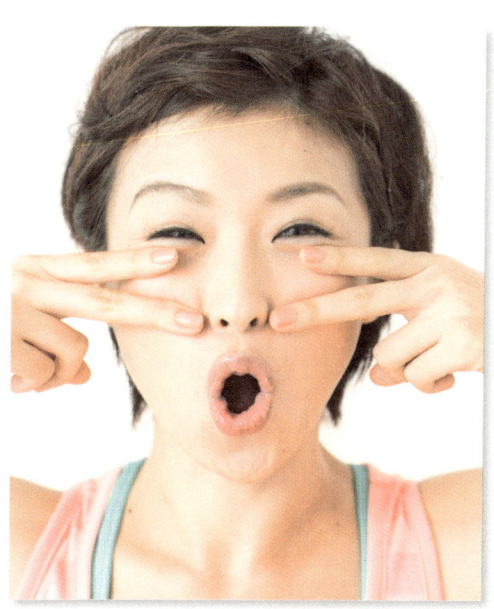

**2** 볼을 위로 움직여
아래 눈꺼풀을 들어 올린다.

눈을 가늘게 뜨면서 중지를 검지 쪽을 향해 들어 올린다. 이때 이마에 힘이 들어가지 않도록 주의한다. 자력으로 움직이기 어려우므로 손가락으로 확실하게 보조한다. 20회 정도 실시한다.

표정근육 Training 3

# 도톰한 입술 만들기

입둘레근은 입을 둘러싸듯이 펼쳐진 근육으로 입을 열거나 닫을 때 사용된다. 입둘레근이 약해지면 당연히 입 주위가 늘어지기 쉽다. 고령이 되면 윗입술 위에 세로 주름이 생기는데, 이 주름도 입둘레근의 약화가 원인 중 하나다. 입술을 내밀 때도 사용되는 근육으로 입둘레근이 사용되지 않으면 입술도 밋밋해진다.

게다가 입둘레근은 다양한 표정근육과 이어져 있기 때문에 입둘레근의 약화는 다른 근육에도 영향을 미친다. 전 단계에서 소개한 광대근도 입둘레근과 이어져 있어 이곳이 약해지면 입가가 처지는 트러블이 발생하기도 한다. 육감적이고 섹시한 입매를 만들기 위해서라도 반드시 입둘레근을 단련해야 한다. 입둘레근을 단련하면 입이 잘 다물어져 코로 호흡하기 쉬워진다는 장점도 있다.

입호흡을 하면 감기에 걸리기 쉽고 입냄새가 발생하기 쉽다. 게다가 코골이나 수면 무호흡증으로도 이어지므로 건강을 위해서라도 개선해나가자.

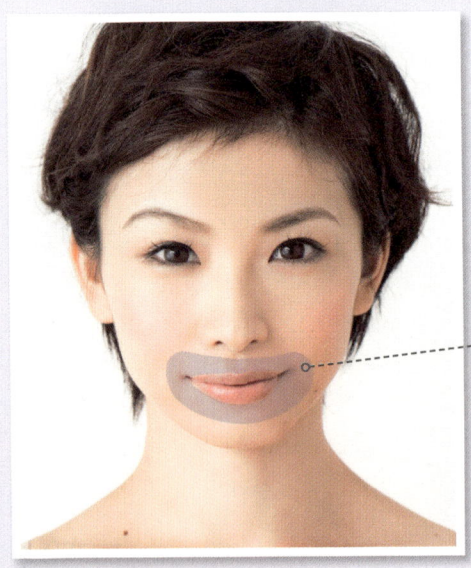

⑬ 입둘레근
입을 둘러싸고 있는 근육으로 입을 벌리거나 다무는 작용을 한다.

20회

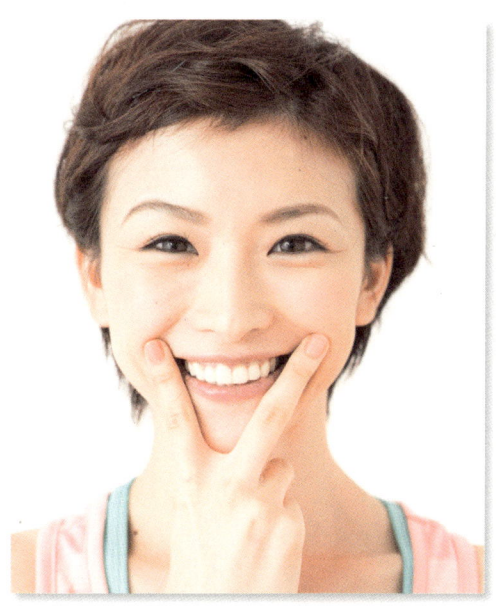

**1** 손가락으로 입을 옆으로 벌려 웃는 얼굴을 만든다.

검지와 중지 사이에 입을 끼운다. 손가락을 넓혀 입을 옆으로 크게 벌려 웃는 얼굴을 만든다. 광대근을 의식하면서 실시하면 보다 효과적이다.

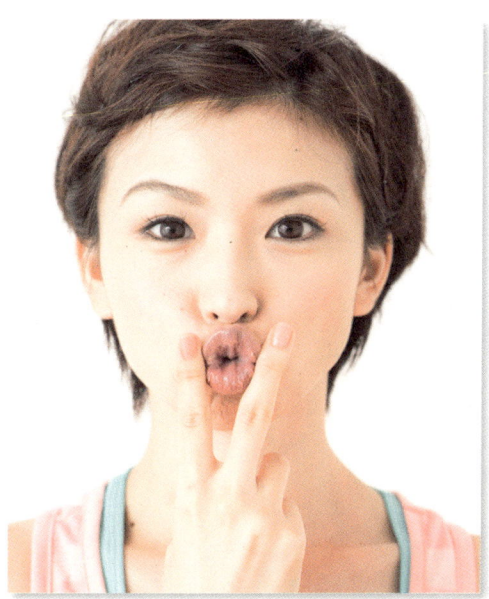

**2** 입술을 쭉 내밀고 둥글게 오므린다.

검지와 중지를 가깝게 붙여 입술을 오므린다. 손가락 힘뿐만 아니라 입술 자체의 힘으로 쭉 내밀도록 의식한다. 입술은 쭉 내밀면서 오므리고 벌려서 둥근 모양을 만든다. 20회 정도 실시한다.

표정근육 Training 4

# 날렵한 턱선으로
# 작은 얼굴 만들기

전에 비해 하관이 발달하고 얼굴이 커졌다면 턱 측면에 있는 교근이 지나치게 발달했을 가능성이 높다. 교근은 씹기 위해 사용하는 근육이다. 음식을 씹는 것은 물론, 어금니를 악무는 버릇이나 이를 가는 행동만으로도 발달하기 쉽다. 긴장을 풀고 이를 악물지 않도록 주의하면서 교근을 풀어주자.

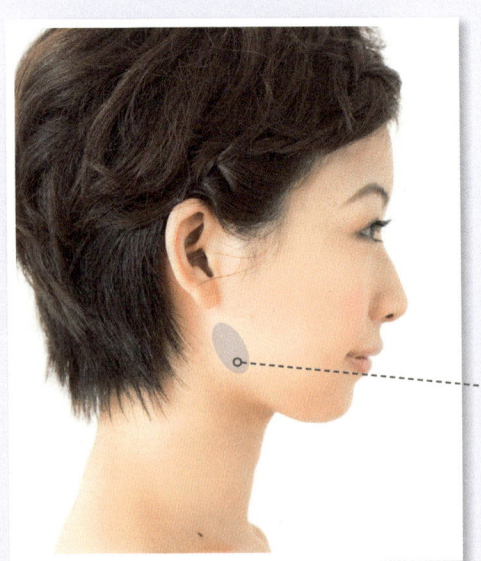

**교근**
저작근의 하나로 이를 악물었을 때 단단해지는 근육이다. 턱의 측면에 있다.

30초

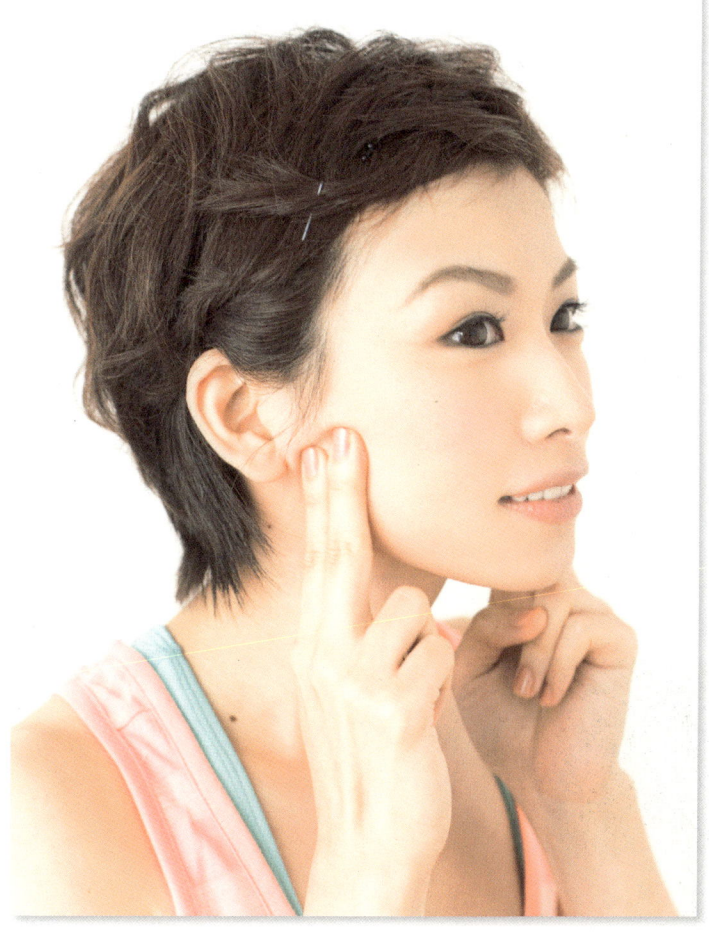

**1** 손가락 2개로 빙글빙글 원을 그리듯 문질러 풀어준다.

턱 측면에 어금니를 악물면 단단해지는 근육이 교근이다. 검지와 중지로 누르면서 빙글빙글 원을 그리듯이 30초 정도 풀어준다. 중간 중간 위치를 바꿔가며 교근 전체를 풀어준다.

표정근육 Training 5

# 칙칙한 피부와 부기 개선하기

귀 주위에서 목에 걸쳐 많은 림프절이 있다. 따라서 귀 주위를 자극하면 얼굴 전체의 부기가 해소된다. 또한, 림프와 나란히 흐르고 있는 혈액의 흐름도 원활해지기 때문에 칙칙함과 다크서클도 개선된다. 림프 케어는 부드럽게 실시하는 것을 권장한다. 특히 얼굴은 마찰 자극을 받으면 주름과 기미의 원인이 되므로 주의한다.

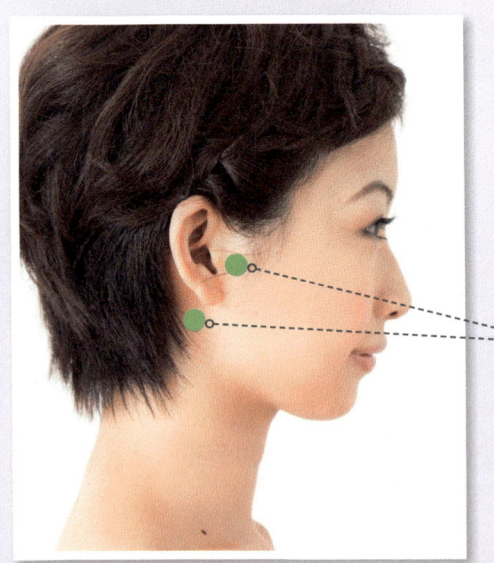

**이하선 림프절**
귀 바로 옆에 있는 이하선(耳下腺) 림프절과 이개후(耳介後) 림프절을 자극하여 림프의 흐름을 원활하게 한다.

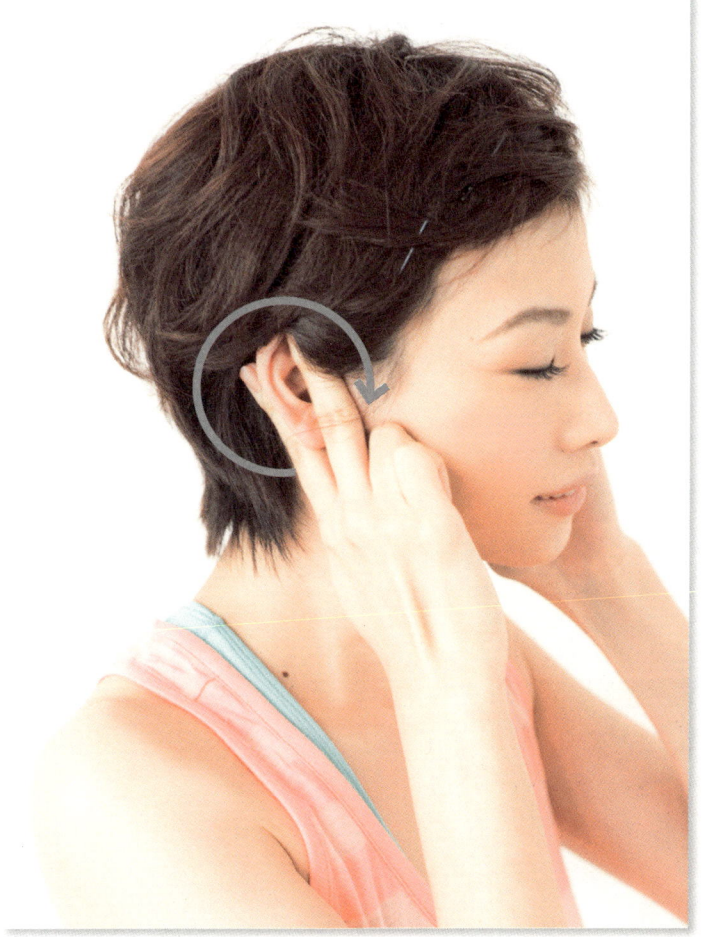

**앞뒤
10회씩**

**1** 손가락 사이에 귀를 끼우고 앞뒤로 회전시킨다.

검지와 중지 사이에 귀를 끼우고 앞뒤로 각각 10회씩 회전시킨다. 귀가 후끈후끈해지며 얼굴의 혈액순환이 좋아지는 것을 느낄 수 있다.

표정근육 Training 6
# 날렵한 페이스 라인 만들기

날렵한 페이스 라인은 '여배우 라인'이라고 불릴 만큼 중요한 미인의 조건이다. 페이스 라인이 희미해지는 원인은 늘어진 얼굴근육, 비뚤어진 턱, 림프의 정체 등 복합적이다. 이런 다양한 원인을 동시에 개선할 수 있는 것이 '주걱턱'이다. 턱을 내밀면 페이스 라인의 근육이 저절로 스트레칭되어 림프와 혈액의 흐름이 원활해진다. 또한, 턱도 스트레칭되기 때문에 잘 틀어지지 않게 된다. 턱의 틀어짐은 몸 전체의 틀어짐으로 확대되므로 턱을 조정하는 것이 매우 중요하다. 게다가 턱을 내밀면 목도 늘어나기 때문에 목주름 개선으로 이어진다.

목을 늘이는 것은 갑상선 자극으로도 이어진다. 갑상선은 신진대사 및 자율신경과 깊게 연관되어 있기 때문에 몸의 컨디션도 좋아진다. 다만, 턱관절염이 있는 사람은 통증이 발생하기도 하므로 무리하지 말고 조금씩 실시하고, 위화감이 느껴지면 당장 멈추도록 한다.

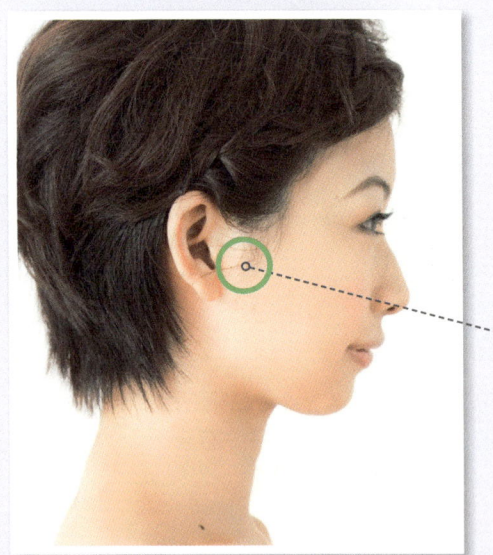

**턱관절**
턱은 움직임이 가능한 영역이 좁아지면 틀어지기 쉬우므로 적당한 스트레칭이 필요하다.

5~10회

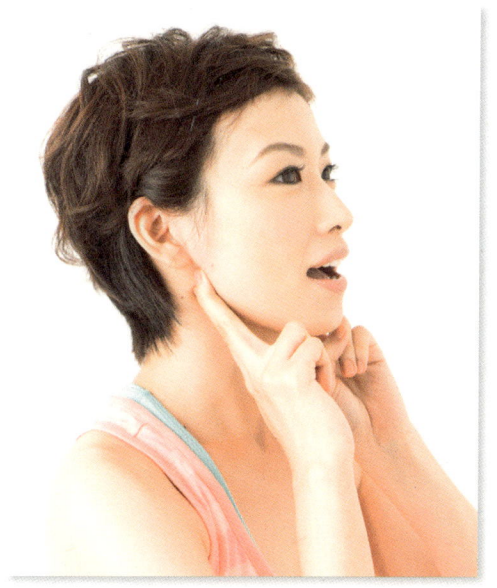

**1** 턱의 양 끝을 손가락 2개로 누른다.

턱의 양 끝(입을 벌리면 움직이는 부분)을 검지와 중지로 누른다. 이때 위화감이 느껴지거나 아프면 그만둔다.

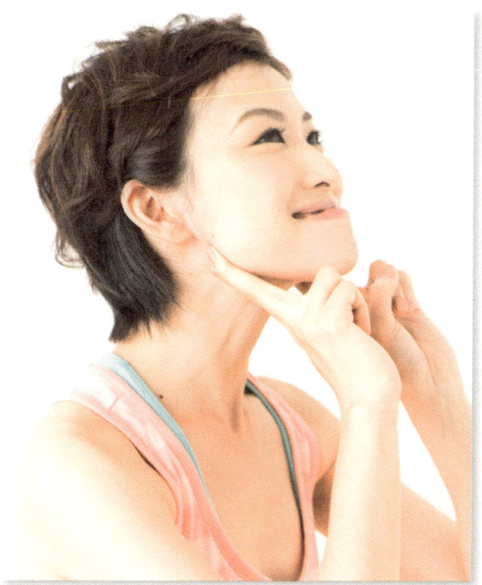

**2** 엄지로 턱을 밀어내 주걱턱 얼굴을 만든다.

엄지를 턱 밑에 대고 밀어내듯이 누르며 턱을 내민다. 위턱보다 아래턱이 앞으로 나오는 주걱턱 얼굴을 만드는 것이 핵심이다. 이것을 5~10회 실시한다.

### 스킨케어와 동시에!

# 화장 잘 받는 얼굴 만드는 림프 케어

심장이라는 펌프에 의해 흘러가는 혈액과 달리 림프는 근육이 펌프 역할을 하고 있다. 그렇기 때문에 근육을 움직여주지 않으면 림프는 제대로 흐르지 못한다. 앞서 소개한 표정근육 트레이닝에서는 림프에 작용하기보다 근육을 움직임으로써 림프의 흐름을 촉진했다. 하지만 그것만으로는 림프가 막히기 쉽다. 작은 얼굴, 예쁜 얼굴을 만들기 위해서는 림프에 직접 작용하는 케어가 필요하다. 림프 케어는 꾸준히 실천해야 효과가 지속되므로 무리하지 말고 '동시 케어'로 손쉽게 관리하자. 예를 들면, 스킨케어 시간을 림프 드레나지(Lymph drainage : 림프 배출을 촉진시키는 손마사지법) 시간으로 활용하는 것이다. 이때, 화장수를 부드럽고 섬세하게 바르면서 실시한다. 아침저녁으로 각각 10회 정도면 충분하다. 부기가 해소되어 화장도 잘 받게 된다.

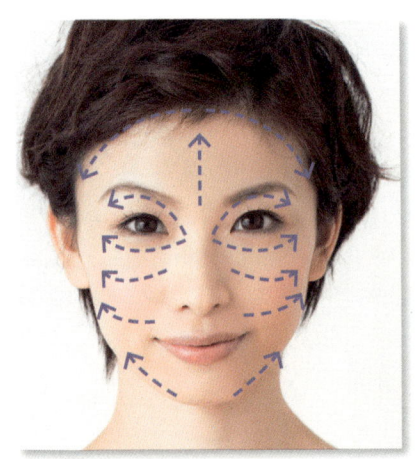

### 림프의 흐름을 의식하면서 한다

림프를 원활하게 흐르게 하는 2가지 포인트를 소개한다. 보습 케어도 림프의 흐름(왼쪽 사진)을 의식해서 실시할 것을 권장한다. 크림뿐만 아니라 화장수나 파운데이션을 바를 때도 이 흐름을 의식하자.

림프 케어의 2가지 포인트

**❶ 막히기 쉬운 이마의 림프를 흐르게 한다.**

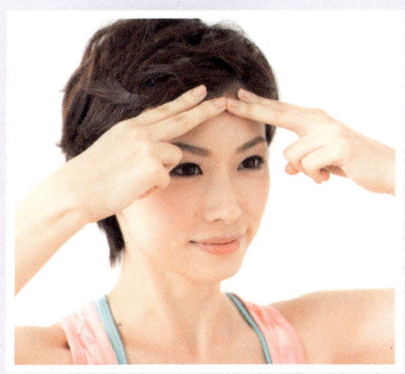 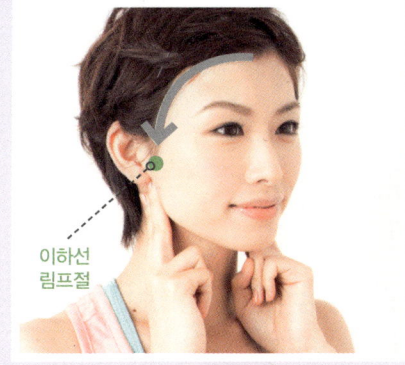

이하선 림프절

근육이 잘 움직이지 않는 이마는 림프가 막히기 쉬워 주름의 원인이 된다. 먼저 양손의 검지와 중지를 모아 이마 중앙에 갖다 댄다.

그대로 헤어라인을 따라 손가락을 움직여 귀 앞을 통과해 이하선 림프절을 흘러가게 한다. 이것을 10회 정도 실시한다.

**❷ 턱의 뭉침을 푼다.**

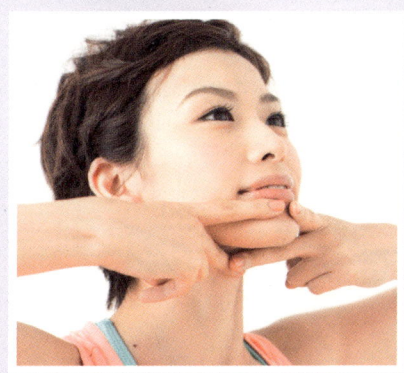 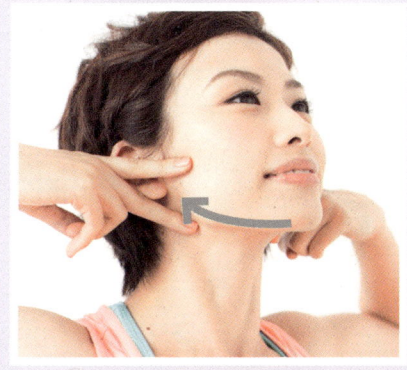

림프가 막히면 페이스 라인도 뭉친다. 먼저 턱을 살짝 내밀고 검지와 중지 사이에 턱을 끼운다.

그대로 페이스 라인을 따라 귀 앞까지 손가락을 움직여 이하선 림프절로 림프가 흘러가게 한다. 이것을 10회 정도 실시한다.

고민 그만!

# 작고 예쁜 얼굴 완성시키는
## 트러블 케어

신경 쓰이는 트러블별로 케어 방법을 정리했다. 트러블을 신속하게 해결하기 위한 플러스 팁도 알려준다.

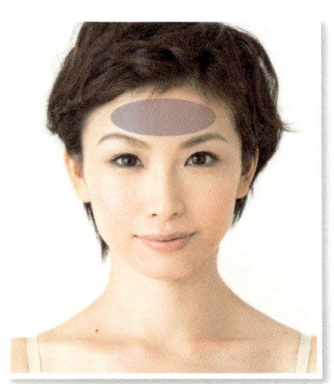

### 이마의 가로 주름이 신경 쓰인다

이마에 주름이 생기는 것은 두피가 굳었기 때문이다. 97페이지의 두피 케어를 정성껏 실시하자. 또 이마는 근육이 잘 움직이지 않기 때문에 림프가 막히기 쉬워 주름이 생기기도 한다. 140페이지의 림프 케어도 잊지 말고 실시하자. 그리고 자외선도 주름을 만드는 원인이므로 1년 내내 선크림을 발라서 차단하자.

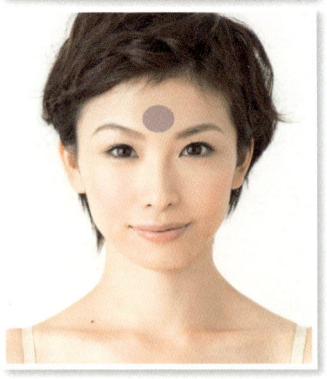

### 미간 주름을 지우고 싶다

미간에 주름이 생기는 것은 얼굴을 찡그리는 버릇이 표정근육에 기억되고 있기 때문이다. 128페이지의 표정근육 트레이닝으로 풀어주자. 손끝으로 미간을 누르면서 원을 그리듯이 마사지하는 것도 좋다. 잘 때도 얼굴을 찡그리는 사람은 미간에 의료용 테이프를 붙여보자.

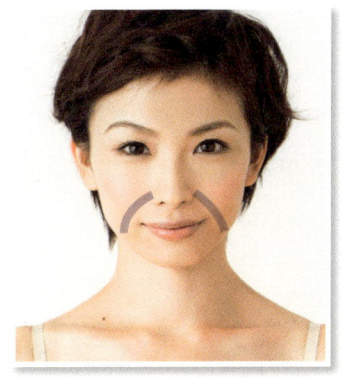

### 깊은 팔자주름이 생겼다

팔자주름은 얼굴의 늘어짐이 원인이다. 130페이지의 표정근육 트레이닝으로 리프트 업 하자. 노폐물이 쌓이는 것도 팔자주름을 깊어지게 하므로 140페이지의 림프 케어도 실시하자. 입 안 가득 공기를 담아 부풀리거나 혀로 주름을 밀어내는 것도 팔자주름을 펴는 데 도움이 된다. 혈액순환도 좋아지므로 얼굴이 피로할 때 해보면 좋다. 콜라겐을 재생하는 데 필요한 단백질과 비타민C를 충분히 보충하는 것도 잊지 말자.

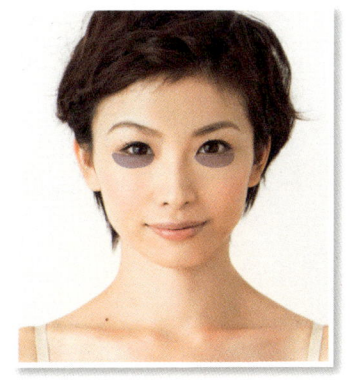

### 늘 다크서클이 내려와 있다

다크서클은 탁해진 혈액이 비쳐 보이는 것이라고 한다. 혈액순환을 촉진하기 위해 128페이지의 표정근육 트레이닝과 140페이지의 림프 케어를 아침저녁으로 실시하자. 눈은 낮 동안에 혹사당하기 때문에 충분한 수면시간을 확보하는 것도 중요하다. 그렇지 않으면 눈 밑에도 부담이 걸려 다크서클이 생기거나 늘어진다. 눈가 피부는 몹시 얇아서 주름이 생기기 쉽다. 케어를 할 때는 손가락으로 가볍게 두드리듯이 실시하자.

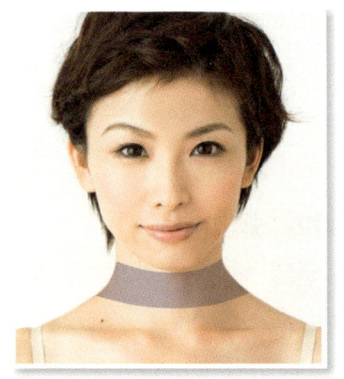

### 목주름 때문에 나이 들어 보인다

목주름 개선에는 1장에서 소개한 '작은 얼굴 예쁜 가슴 운동'이 효과적이다. 가슴과 얼굴을 연결하고 있는 목에도 작용하여 주름이 개선된다. 베개 높이가 맞지 않아도 목에 주름이 생기기 쉽다. 자신의 목 형태와 맞는 베개를 찾거나 낮은 베개를 고르는 것이 좋다. 또한, 목에도 보습이 필요하므로 위에서 아래로 림프를 흐르게 하면서 보습 케어를 하자.

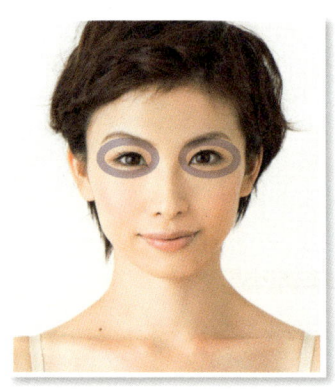

### 눈 주위에 주름이 있다

눈 주위의 주름에도 128페이지의 표정근육 트레이닝이 효과적이다. 얕은 주름이라면 촉촉함을 채워주는 것만으로도 개선할 수 있다. 팩 등의 스페셜 케어를 권장한다. 또한, 눈의 피로도 주름으로 이어진다. 눈 주위에는 급소가 모여 있으므로 눈두덩이의 뼈를 따라 누르면서 자극하면 피로가 완화된다. 따뜻한 아이 마스크도 피로회복에 도움이 된다.

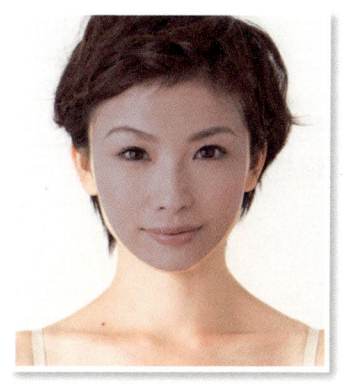

### 모공이 크다

피부 늘어짐이 모공을 더욱 크게 만든다. 128페이지의 표정근육 트레이닝으로 모공을 케어하자. 피지 분비가 왕성한 사람은 비타민C 유도체가 함유된 화장수를 권장한다. 피지 분비를 억제할 뿐만 아니라 콜라겐 합성을 촉진해 모공을 눈에 띄게 줄여준다. 피부 늘어짐도 개선해주기 때문에 물방울 형의 노화 모공 개선에도 도움이 된다.

## Epilogue

# 마음까지 날씬하고 예쁘게!

먼저 독자 여러분께 감사드린다.

외모나 가슴에 대한 고민 때문에 우리 살롱을 찾는 고객이 많이 늘었다. 개중에는 심각하게 성형수술을 고민하는 사람도 있었다. 예뻐지고 싶지만 방법을 잘 모르는 것이다. 하지만 '작은 얼굴 예쁜 가슴' 시술을 받고 나면 다들 "수술하지 않길 정말 잘했어"라고 기뻐한다.

수술로 예뻐지기 전에, 먼저 자신이 원래 갖고 있던 매력을 깨닫는 것이 중요하다. 브래지어를 잘못 선택한 탓에 원래는 더 봉긋했어야 할 가슴이 옆으로 퍼져서 '나는 원래 작다'고 믿어버린다. 얼굴도 마찬가지로 근육이 뭉쳐 있을 뿐인데 '하관이 넓다', '얼굴이 크다'고 믿어버린다.

이 책이 그런 안타까운 고민을 해결하는 데 도움이 됐으면 좋겠다. '작은 얼굴 예쁜 가슴 운동'은 봉긋한 가슴과 갸름한 얼굴을 만들어줄 뿐만 아니라 마음까지 날씬하고 예쁘게 만들어주는 미용법이다. 마치 다른 사람이 된 것처럼 운동 전과 후의 표정과 기분이 달라질 것이다.

마지막으로 어떤 포즈도 사랑스러운 모델 다카미 고코로 씨, 많은 내용들을 깔끔하게 정리해준 작가 와시즈 씨, 세심한 배려로 촬영해준 카메라맨 BOCO 씨, 디자인을 멋지게 완성해준 디자이너 사카이 씨 그리고 같은 시기에 임신과 출산을 경험해 동지와도 같았던 편집의 요시모토 씨, 제작에 관여한 모든 분과 한국어판 출간에 도움을 주신 많은 분들께 진심으로 감사의 인사를 전한다.

MACO

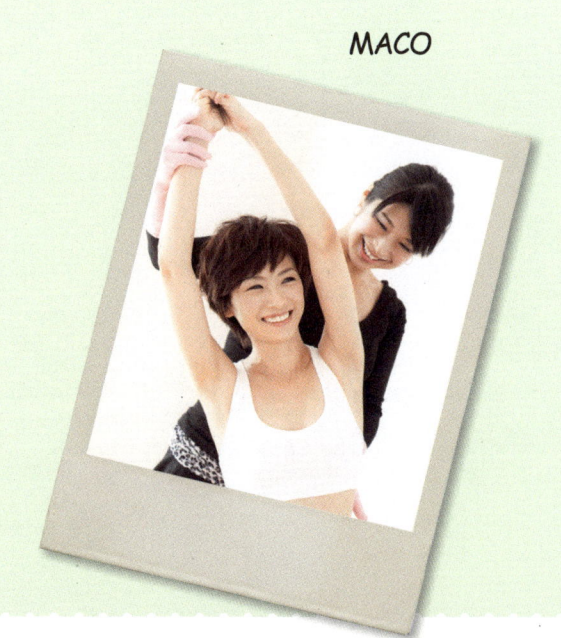

## 베이글녀 가슴처럼

초판 1쇄 발행　　2015년 6월 1일

지은이　　마코(MACO)
옮긴이　　유가영

편집　　　김영혜 권지숙
발행인　　곽철식
발행처　　다온북스

출판등록　　2011년 8월 18일
주소　　　　서울 마포구 동교로 144, 5층
전화　　　　02-332-4972
팩스　　　　02-332-4872

인쇄와 제본　　영신CTP

ISBN 979-11-85439-35-8  13510

「이 도서의 국립중앙도서관 출판예정도서목록(CIP)은 서지정보유통지원시스템 홈페이지(http://seoji.nl.go.kr)와 국가자료공동목록시스템(http://www.nl.go.kr/kolisnet)에서 이용하실 수 있습니다.(CIP제어번호: CIP2015013572)」

\* 이 책은 저작권법에 따라 보호를 받는 저작물이므로 무단전재와 복제를 금하며,
　이 책 내용의 전부 또는 일부를 사용하려면 반드시 저작권자와 다온북스의 서면 동의를 받아야 합니다.

\* 잘못되거나 파손된 책은 구입하신 서점에서 교환해 드립니다.